Kindernotfälle

Erste Hilfe bei Säuglingen, Kleinkindern und Kindern

von

Martin Reichert
Robert Weicker

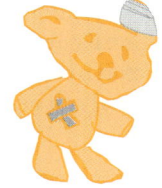

1999

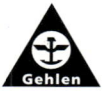

Verlag Dr. Max Gehlen · Bad Homburg vor der Höhe

Gehlenbuch 92010

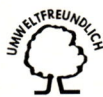

... weil aus Papier mit bis zu 50 % Altpapieranteil
Rest aus chlorfrei gebleichten (TCF) Primärfasern.

Verlag Dr. Max Gehlen GmbH & Co. KG
Daimlerstraße 12 · 61352 Bad Homburg vor der Höhe
Internet: http://www.gehlen.de
E-Mail: info@gehlen.de

Dieses Werk folgt der reformierten Rechtschreibung und Zeichensetzung.
Ausnahmen bilden Texte, bei denen künstlerische, philologische oder lizenzrechtliche
Gründe einer Änderung entgegenstehen.

Umschlaggestaltung: Ulrich Dietzel · Frankfurt am Main
Zeichnungen: Computergrafik Jörg Mair · Herrsching

ISBN 3-441-92010-4

Vorwort

Jeden Tag verunglücken oder erkranken in der Bundesrepublik Deutschland Kinder und Erwachsene jeden Alters. Die Bereitschaft der zufällig Anwesenden erste Hilfe zu leisten ist oft sehr gering. Allerdings bessert sich diese Bereitschaft durch intensive Schulungsprogramme der Hilfsorganisationen und anderer Anbieter allmählich.

Die Erfahrung zeigt, dass Ersthelfer vor allem dann zur Erstversorgung bereit sind, wenn es sich um Notfälle handelt, die von ihnen überblickt werden können. Sobald ein gewisser Verletzungsgrad überschritten wird, sind die Ersthelfer oft verunsichert. Diese Verunsicherung abzubauen ist Ziel jedes Notfallseminars.

Während die Erste-Hilfe-Maßnahmen bei Erwachsenen mittlerweile einigermaßen bekannt sind, herrscht bei Notfällen mit Kindern oft noch Unsicherheit.

Ein Kind ist kein kleiner Erwachsener!

Dieser oft zitierte Satz weist darauf hin, dass die Erste-Hilfe-Maßnahmen bei Kindern zwar oft die gleichen sind wie bei Erwachsenen, sich aber in der Durchführung meist grundlegend von ihnen unterscheiden.

Dieser Leitfaden soll helfen, Ihnen bei entsprechenden Notfällen von Säuglingen, Kleinkindern und Kindern das notwendige Know-how zur Hilfeleistung zu vermitteln, damit vielleicht lebensrettende Hilfe nicht zu spät geleistet wird.
Die Autoren, Robert Weicker und Martin Reichert, sind beide im Rettungsdienst tätig und haben sich darüber hinaus als Ausbilder für Kindernotfallkurse und Rettungsdienstpersonal schon seit einiger Zeit mit der speziellen Problematik der Notfallversorgung bei Kindern befasst – sowohl von der theoretischen als auch von der praktischen Seite her.

Dank sei an dieser Stelle Dr. med. Joachim Seiler für seine fachliche Unterstützung gegeben. Ebenfalls Dank der Belegschaft der Mohrenapotheke Bruchsal für die Unterstützung bei der Erstellung der Checklisten für Haus- und Reiseapotheken.

Die Autoren hoffen Ihnen mit diesem Buch einen Leitfaden an die Hand zu geben, der es Ihnen ermöglicht, erste Maßnahmen durchzuführen, die lebensrettend sein können für Ihre oder die Ihnen anvertrauten Kinder.

Dieses Buch soll und kann jedoch nicht das Wissen ersetzen, das Ihnen in einem speziellen Seminar für Kindernotfälle vermittelt wird. Diese Kurse werden inzwischen in vielen Städten der Bundesrepublik angeboten. Ob und wo in Ihrer Nähe ein Kindernotfallseminar angeboten wird, erfahren Sie von den Rettungsdienstorganisationen. Deren Adressen finden Sie im örtlichen Telefonbuch.

Die Verfasser hoffen gleichwohl, dass es Ihnen erspart bleibt, Ihr Wissen jemals einsetzen zu müssen.

Die Autoren weisen darauf hin, dass die Durchführung der in diesem Buch genannten Maßnahmen oder eine durch Fehlinterpretation mögliche Schädigung von Patienten in der Verantwortung des Lesers liegen.

Inhaltsverzeichnis

Welche Notfälle in welchem Alter?

Die Art eines Kindernotfalls – und auch die Durchführung der Erstversorgung – hängt in entscheidendem Maß vom Alter des Kindes ab. Ein einjähriges Kind wird wohl noch nicht mit Vater's Elektrostichsäge spielen, ein Fünfjähriger wird nicht mehr von der Wickelkommode fallen.

Betrachtet man die Altersentwicklung der Kinder und die entsprechenden Notfälle, so kommt man zu folgendem Bild:

Ertrinkungsunfälle: In jedem Alter möglich.

Fahrradunfälle: Ab etwa fünfeinhalb Jahren können Kinder Fahrrad fahren, daher ab diesem Alter eine Gefahrenquelle.

Fremdkörperaspiration: (Eindringen eines Fremdkörpers in die Atemwege): In jedem Alter möglich. Ab etwa dem ersten Lebensjahr beginnt das Kind gezielt seine Umwelt zu be-greifen, was heißt, es wird erst einmal alles Mögliche in den Mund stecken.

Kindesmisshandlungen: Kindesmisshandlungen sind leider in jedem Alter anzutreffen auch bei Säuglingen. Achten Sie in Ihrer Umgebung auf Anzeichen von Kindesmisshandlungen und zögern Sie nicht, Polizei, Jugendamt oder den Deutschen Kinderschutzbund einzuschalten (auch anonym möglich, Adressen finden Sie im Anhang oder im örtlichen Telefonbuch) und gegebenenfalls den Rettungsdienst zu rufen.

Sportunfälle: Mit etwa sechs Jahren beginnt der Schulunterricht und damit auch ein verstärktes sportliches Interesse. Damit steigt auch hier die Unfallgefahr.

Straßenverkehr: Ab etwa dreieinhalb Jahren machen sich Kinder oftmals in einem unkontrollierten Moment selbstständig und laufen auf die Straße. Bei kleineren Kindern liegt das Risiko in der Regel in der Unfallgefahr als Mitfahrer im Auto.

Stürze: In jedem Alter möglich; ab etwa einem Jahr beginnen Kinder zu laufen und herumzuturnen; in diesem Alter steigt daher das Risiko.

Verbrennungen: In jedem Alter möglich, sie treten aber ab dem zweiten Lebensjahr verstärkt auf.

Vergiftungen: In jedem Alter möglich, ab etwa eineinhalb Jahren wird eine Vergiftung durch die kindliche Neugier jedoch forciert.

Gefahrenquellen und Unfallverhütung

Oberstes Ziel aller Eltern sollte es natürlich sein, Notfälle bereits vor deren Entstehung zu verhindern. Aus diesem Grund sollten Sie versuchen verschiedene Gefahrenbereiche zu entschärfen. Gehen Sie mit offenen Augen durch Haus und Garten, Sie werden überrascht sein, wie viele Gefahren auf Ihre Kinder lauern. Gefahrenquellen können zum Beispiel sein:

Baustellen: Sollten Sie zuhause renovieren oder umbauen, sorgen Sie für einen Verschluss der Baustelle. Von öffentlichen Baustellen sollten Kinder fern gehalten werden.

Chemikalien: Putzmittel, Pflanzenschutzmittel, Fleckenwasser, Kosmetika, Schaumbad, Shampoo, kurz alle Chemikalien, in einem verschließbaren Schrank, niemals Chemikalien in Lebensmittelbehältern (zum Beispiel Sprudelflaschen) aufbewahren.

Elektrogeräte: Steckdosen können mit entsprechenden Einsätzen gesichert werden, kritische Elektrogeräte (Elektromesser, Quirl, Elektrowerkzeuge etc.) sollten verschlossen aufbewahrt werden oder zumindest bei Geräten des täglichen Gebrauchs (zum Beispiel Brotschneidemaschine) den Stecker ziehen.

Fenster: Bauen Sie Ihren Kindern nicht mit Stühlen und ähnlichen Dingen „Treppen" zum Fenstergriff. Lassen Sie Ihre Kinder auch nicht unbeaufsichtigt an offenen Fenstern spielen. Fenster müssen jedoch auch nicht gleich vergittert werden. Im Fachhandel sind spezielle Kindersicherungen erhältlich.

Feuer: Versuchen Sie nicht, Ihren Kindern den Umgang mit Feuer zu verbieten. Der Reiz des Verbotenen wird dazu führen, dass Ihre Kinder heimlich zündeln. Zeigen Sie den Kindern, wie man mit Feuer richtig umgeht, wie man Feuer löscht, welche Gefahren der Umgang mit Feuer in sich birgt. Besprechen Sie mit Ihrem Kind auch frühstmöglich, wie man die Feuerwehr alarmiert.

Fremde Wohnungen: Kinder sollten sich nicht unbeaufsichtigt in fremden und damit nicht unbedingt kindersicheren Wohnungen bewegen dürfen.

Gartenteiche: Ertrinkungsunfälle in Gartenteichen sind relativ häufig. Sichern Sie Ihren Gartenteich mit einem Gitter, das darüber gelegt und beschwert wird. Stahlmatten von der Baustelle, mit Sandsteinen beschwert, erfüllen diesen Zweck sehr gut.

Gefährliche Gebrauchsgegenstände: Plastiktüten werden über den Kopf gezogen zur tödlichen Falle. Batterien, vor allem Knopfzellen, sind hoch giftig. Also beides wegschließen.

Giftpflanzen: Besorgen Sie sich ein Gartenbuch oder gehen Sie mit einem Berufs- oder Hobbygärtner durch Ihren Garten und schauen Sie sich jede Pflanze an. Auch viele Zimmerpflanzen sind giftig. Denken Sie auch an die Blähtonkügelchen von Hydrokulturpflanzen, die, von Kindern verschluckt, zur Erstickung führen können. Es gibt mehr Giftpflanzen, als Sie denken. Die Ministerien für Familie, Soziales, Umwelt und Gesundheit der Länder verschicken auf Anfrage eine kostenlose Broschüre über Giftpflanzen.

Haustiere: Hunde sollten nur unter Aufsicht mit Kindern zusammen sein. Vernachlässigen Sie Ihren Hund nicht, es könnte sonst Eifersucht dem Kind gegenüber entstehen. Im Allgemeinen akzeptieren Hunde Kinder gut und lassen sich viel (aber nicht alles) gefallen. Terrarientiere sollten nur in verschlossenen Terrarien gehalten werden, damit Kinder dieses nicht unbeaufsichtigt öffnen können. Für Aquarien gilt das Gleiche, hier kommt noch der Reiz hinzu Gegenstände hineinzuwerfen.

Kinderbetten/Laufställe: Der Gitterabstand von Kinderbetten und Laufställen darf nicht zu groß sein, damit sich die Kinder nicht den Kopf einklemmen können. Mit Netzen umspannte Kinderbetten oder Laufställe werden zur Todesfalle, wenn die Kinder mit Knöpfen darin hängen bleiben und sich im tragischsten Fall strangulieren. Befestigen Sie die Bettdecke Ihres Kleinkindes mit angenähten Bändern am Fußende des Bettes oder verwenden Sie einen Schlafsack, damit der Kopf nicht unter der Bettdecke verschwindet.

Kinderspielzeug: Grundsatz ist: Je kleiner das Kind, desto größer das Spielzeug. Das Spielzeug muss bruchsicher, ungiftig, nicht spitz, nicht scharf, nicht schneidend sein. Zum Malen keine Filzstifte, Kugelschreiber, Tintenstifte, Textmarker und dergleichen geben.

Kinderwagen/Hochstühle: Sobald Kinder frei sitzen können (ab etwa einem halben Jahr) besteht die Gefahr, dass sie beim Vorbeugen herausfallen können.

Kranke Säuglinge und Kleinkinder, die möglicherweise erbrechen können (zum Beispiel Keuchhusten, Erkältungen etc.), nicht unbeaufsichtigt im Zimmer schlafen lassen. Es könnte zum unbemerkten Anatmen des Erbrochenen (Aspiration) und dadurch zum Ersticken kommen.

Küche: Vor allem der Küchenherd ist ein großes Risiko. Kinder ziehen Töpfe von der Kochfläche herunter und können durch heiße Flüssigkeiten verbrüht werden. Ein Schutzgitter, an der Vorderseite des Herdes angebracht, verhindert ein Herabfallen oder versehentliches Streifen von Töpfen im Vorbeigehen. Stellen Sie Töpfe und Pfannen so auf die Kochfläche, dass der Stiel nicht über den Herd hinausragt. Mülleimer sollten ebenfalls gesichert werden, damit die Kinder keine gefährlichen Gegenstände herausnehmen können.

Medikamente: Auch hier gilt: Immer in verschlossenen Schränken aufbewahren. Medikamente, die dem einen Patienten helfen, können für den anderen tödlich wirken. Omas Herztabletten, die wie Smarties aussehen, können Ihr Kind schwer schädigen. Selbst scheinbar harmlose Substanzen wie zum Beispiel Hustensaft können bei Überdosierung tödlich wirken.

Messer, Werkzeuge, Waffen: Gehören unter Verschluss. Jeder Zehnjährige hat enormes Interesse an Luftdruckgewehren, Tränengassprays oder Gasrevolvern.

Mitfahrt im Auto: Kinder bis zwölf Jahre oder bis 1,50 m Körpergröße gehören auf den Rücksitz. Die Sitzerhöhung der Kinder (Kindersitz) muss altersentsprechend so angepasst werden, dass der Dreipunkt-Sicherheitsgurt nicht über den Hals, sondern über die Schulter führt.

Mitfahrt auf dem Fahrrad: Befördern Sie nur Kinder bis zu einem Körpergewicht von 20 kg auf dem Fahrrad. Achten Sie auf einen altersentsprechenden Kindersitz mit Fußstützen. In Fachgeschäften erhalten Sie eine entsprechende Beratung.

Treppen: Sollten Sie gefährliche Treppen im Hause haben, so können Sie mit einigem Geschick vielleicht selbst einen Treppenabschluss bauen. Ab dem Krabbelalter werden Treppen gefährlich. Rutschige Stufen sollten mit entsprechend rutschfestem Material beklebt werden. Auch der so genannte „Gehfrei" kann an der Treppe schnell zu schweren Stürzen führen.

Zigaretten/Alkoholreste: Lassen Sie keine vollen Aschenbecher und Zigaretten- oder Tabakpäckchen, keine Feuerzeuge oder Streichhölzer herumliegen. Beseitigen Sie die Überreste einer Party gleich und nicht erst am nächsten Morgen. Eine halbe Zigarette ist für ein Kleinkind tödlich. Alkohol wirkt bereits in kleinen Mengen (auch schon Bierschaum) giftig für Gehirn und Leber.

Grundlegende Maßnahmen der ersten Hilfe

ABC-Maßnahmen

Ziel des Ersthelfers muss es sein, lebenswichtige Funktionen des Körpers zu erhalten oder wiederherzustellen.

Lebenswichtige Körperfunktionen sind:
- Atmung
- Herzschlag
- Kreislauf

Bewusstlose müssen so gelagert werden, dass die Atmung gar nicht erst ausfällt, Personen mit Atemstillstand müssen beatmet werden, Personen mit Kreislaufstillstand müssen zusätzlich eine Herzdruckmassage erhalten, bei Personen mit starken Blutungen muss eine Blutstillung erreicht werden.

Bei diesen Maßnahmen spricht man auch von den „ABC-Maßnahmen"

A = Atemwege freimachen und freihalten (Fremdkörper, wie zum Beispiel Erbrochenes, Blut, Schleim aus dem Mund-/Rachenraum entfernen, ein Zurückfallen der Zunge verhindern).

B = Beatmen, falls Atemstillstand vorliegt (siehe Seite. 28).

C = Cirkulation, also Kreislauf, wiederherstellen, falls ein Kreislaufstillstand vorliegt (Herzdruckmassage).

Die Rettungskette

Zuallererst sollte man sich jedoch grundsätzlich über die richtige Reihenfolge der ersten Hilfe klar werden.

Die so genannte „Rettungskette" legt den Ablauf der einzelnen Hilfeleistungen fest.

Unfallstelle absichern: Bei Verkehrsunfall Warndreieck aufstellen, Warnblinker einschalten, beim Stromunfall zuerst den Strom abstellen.

Lebensrettende Sofortmaßnahmen durchführen: Personen aus dem Gefahrenbereich bringen, ABC-Maßnahmen durchführen.

Notruf durchführen oder durchführen lassen: Notfallpatienten sollen nie alleine gelassen werden.

Erste Hilfe leisten: Nach Durchführung der lebensrettenden Sofortmaßnahmen können nun auch erweiterte Maßnahmen – bei Verletzungen, die nicht lebensbedrohlich sind – durchgeführt werden.

Rettungsdienst kommt und übernimmt den Patienten.

Transport des Patienten: Durch den Rettungsdienst in die Klinik oder zum Arzt.

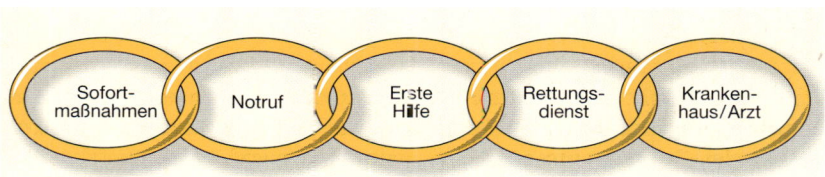

▶ *Abb. 1: Die Rettungskette*

Der Erfolg einer Rettung hängt maßgeblich vom Ersthelfer ab. Grundsätzlich gilt bei jeder Hilfeleistung:

Ruhe bewahren, Hektik führt zu nichts!
Erkennen, was überhaupt geschehen ist.
Beurteilen, was (zuerst) zu tun ist.
Handeln, richtige Maßnahmen durchführen.

Grundsätzlich ist bei Kindernotfällen zu beachten:

- Ein Kleinkind reagiert auf Schmerzen mit Stress – eine genaue Befragung zum Unfallhergang ist in der Regel nicht möglich.
- Ein Kleinkind muss seine Schmerzen „verdauen" und projeziert sie meist auf den Magen-Darm-Bereich (das heißt, es wird häufig „Bauchweh" angegeben).
- Ein Kind braucht in Notfallsituationen die Anwesenheit einer ruhigen Bezugsperson.

Notruf

Von der richtigen Alarmierung der Einsatzkräfte kann sehr viel abhängen. Leider gibt es in Deutschland immer noch keine einheitliche Notrufnummer. Grundsätzlich kann überall in Deutschland der Rettungsdienst unter Umwegen über den **Polizeinotruf 110** erreicht werden. Besser ist es jedoch, den Rettungsdienst direkt anzurufen. In den meisten alten Bundesländern steht hierzu **die Notrufnummer 19 222** zur Verfügung, in manchen Bundesländern wird der Rettungsdienst von der Leitstelle Feuerwehr dirigiert und ist unter der **Notrufnummer 112** erreichbar, in den neuen Bundesländern gilt generell die **Notrufnummer 112.**

Der Notruf muss nach folgendem Schema **(5 Ws)** abgegeben werden:

- **WO** geschah es?
- **WAS** geschah?
- **WIE VIELE** Verletzte oder Erkrankte gibt es?
- **WELCHE** Arten von Verletzungen oder Erkrankungen sind es?
- **WARTEN** auf Rückfragen!

Warten Sie ab, bis die Rettungsleitstelle das Gespräch beendet! Sie gibt auch Tipps und Hinweise, was Sie bis zum Eintreffen des Rettungsdienstes tun können. Machen Sie Ihre Ortsangabe so genau wie möglich. Das heißt:

- Ort oder Stadtteil angeben, denn manche Straßen kommen im Leitstellenbezirk des Rettungsdienstes eventuell mehrfach vor

- Angabe Vorderhaus/Hinterhaus
- bei Hochhäusern das Stockwerk angeben, evtl. Aufzug für die Einsatzkräfte bereithalten
- bei Nacht die Fenster beleuchten
- Besonderheiten angeben (sind Personen eingeklemmt, brennt es usw.)
- Hausnummer gut lesbar anbringen

Nur so können die Helfer ohne Zeitverlust so schnell wie möglich bei Ihnen eintreffen.

Bewusstlosigkeit

Bewusstlosigkeit kann viele verschiedene Ursachen haben. Das Resultat ist aber immer das Gleiche. Bewusstlosigkeit bedeutet, dass der Patient nicht mehr auf Ansprache oder auf körperliche Reize, wie zum Beispiel Schütteln, reagiert.

Die Gefahr bei Bewusstlosigkeit besteht darin, dass die körpereigenen Schutzreflexe des Menschen erlöschen. Das heißt konkret, der Zungenmuskel erschlafft, rutscht nach hinten in den Rachenraum und verlegt die Atemwege, sofern der Patient auf dem Rücken liegt.

Weiterhin fällt der Schluckreflex aus, Flüssigkeiten stauen sich im Mund-/ Rachenraum und verlegen die Atemwege. Ergreifen Sie also bei Verdacht auf Bewusstlosigkeit deshalb folgende Maßnahmen:

Sprechen Sie die Person an und schütteln oder zwicken Sie sie ein wenig. Säuglinge können an den Fußsohlen gekitzelt werden. Erfolgt keine Reaktion, ist der Patient bewusstlos.

Machen Sie die Atemwege frei, entfernen Sie Fremdkörper aus dem Rachenraum, indem Sie (wie in Abb. 2 dargestellt) den Mund öffnen, den Kopf zur Seite drehen und mit Ihren Fingern die Mundhöhle ausräumen.

Überstrecken Sie den Hals des Patienten (wie in Abb. 3 dargestellt), dadurch wird die nach hinten gefallene Zunge in ihre normale Position zurückgebracht. Bei Säuglingen (bis zu einem Jahr) wird der Kopf nicht überstreckt, sondern lediglich die Kinnspitze angehoben (so genannte „Schnüffelstellung").

Überprüfen Sie nun die Atmung, indem Sie mit Ihrem Ohr über Mund und Nase des Patienten gehen und

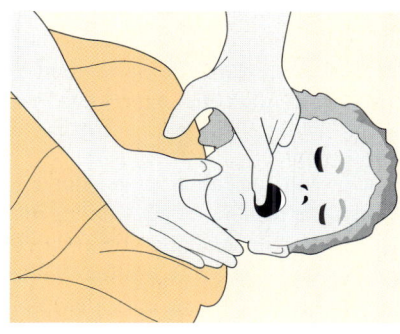

▶ *Abb. 2: Freiräumen der Atemwege*

auf den Brustkorb schauen (wie in Abb. 5 dargestellt).

- **Hören** Sie Ausatemgeräusche?
- **Fühlen** Sie Ausatemluft an Ihrer Wange?
- **Sehen** Sie Brustkorbbewegungen?
- *Legen Sie eine Hand auf die Grenze zwischen Rippen und Bauch, verlassen Sie sich jedoch nicht ausschließlich auf diese Methode, es müssen grundsätzlich Ausatemgeräusche und ein fühlbarer Ausatemstoß vorhanden sein! Sind nur mit der Hand fühlbare Brustkorbbewegungen vorhanden, wird es sich um eine Verlegung der Atemwege durch Fremdkörper handeln!*

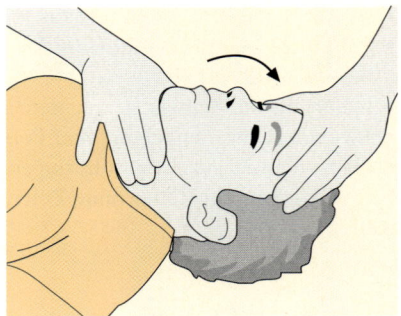

▶ *Abb. 3: Überstrecken des Halses*

Wenn der Patient atmet, legen Sie ihn in die stabile Seitenlage. Wie die stabile Seitenlage durchzuführen ist, sehen Sie in Abb. 6. Die stabile Seitenlage verhindert ein Zurückfallen der Zunge und ermöglicht ein Abfließen von Blut, Speichel und Erbrochenem. Der geöffnete Mund muss so tief liegen, dass Erbrochenes, Blut, Schleim oder Speichel abfließen kann.

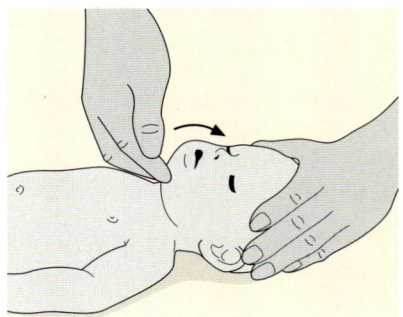

▶ *Abb. 4: Schnüffelstellung*

Die stabile Seitenlage ist jedoch erst ab einem Alter von etwa vier Jahren möglich. Jüngere Patienten drehen Sie auf die unverletzte Seite. Achten Sie darauf, dass die Atemwege frei sind.

Auch wenn der Patient in der stabilen Seitenlage liegt, muss die Atmung immer wieder im Abstand von etwa einer Minute überprüft werden. Sollte die Atmung aussetzen, muss der Patient auf den Rücken zurückgedreht

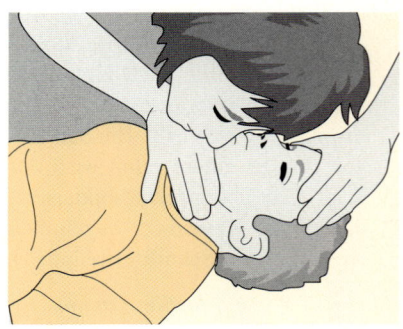

▶ *Abb. 5: Überprüfung der Atmung*

und sofort beatmet werden. Es spielt keine Rolle, warum jemand bewusstlos wurde. Jeder Bewusstlose ist in Lebensgefahr! Führen Sie bei Bewusstlosigkeit eines Patienten immer diese Maßnahmen durch und rufen Sie den Rettungsdienst!

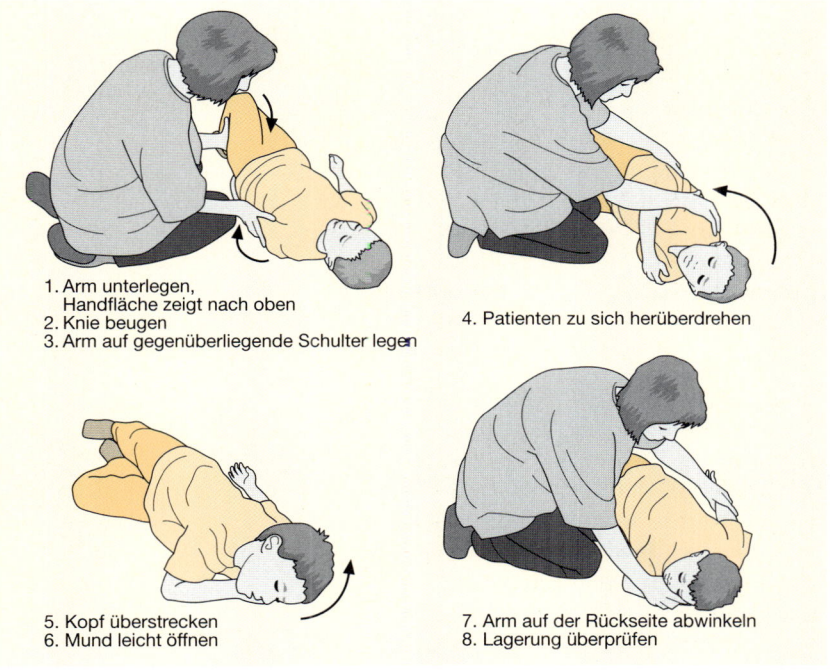

1. Arm unterlegen,
   Handfläche zeigt nach oben
2. Knie beugen
3. Arm auf gegenüberliegende Schulter legen

4. Patienten zu sich herüberdrehen

5. Kopf überstrecken
6. Mund leicht öffnen

7. Arm auf der Rückseite abwinkeln
8. Lagerung überprüfen

▶ *Abb. 6: Durchführung der stabilen Seitenlage*

Gehirnerschütterung

Beim Aufprall des Kopfes auf harte Flächen oder bei schweren Stürzen kann es zu einer Gehirnerschütterung mit Bewusstseinstrübung bis zur Bewusstlosigkeit mit allen sich daraus ergebenden Gefahren kommen. Bei besonders schweren Fällen kann unter Umständen eine Gehirnblutung entstehen. Solche Blutungen können akut lebensbedrohlich sein oder können schwere Folgeschäden auslösen. Deshalb ist es wichtig, dass jede Gehirnerschütterung erkannt und richtig versorgt wird.

Erkennen
- Unfallhergang
- Übelkeit
- Brechreiz
- kurzfristige Bewusstlosigkeit
- Erinnerungslücke

Gefahren
- Bewusstlosigkeit
- Verlegung der Atemwege
- Atemstillstand

Maßnahmen
- ABC-Maßnahmen
- bei erhaltenem Bewusstsein mit leicht erhöhtem Oberkörper lagern
- Notruf.

Der Patient soll auf jeden Fall zur Überwachung in die Klinik eingeliefert werden, da der Laienhelfer nicht in der Lage ist eine Gehirnerschütterung oder sogar eine Gehirnblutung festzustellen.

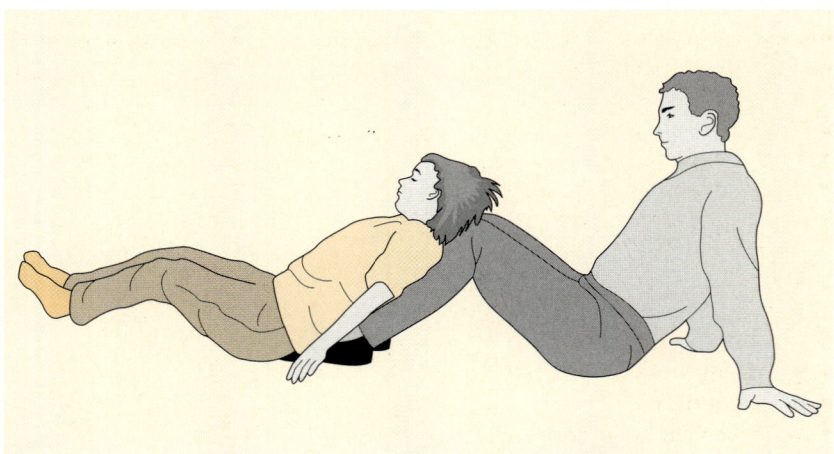

▶ *Abb. 7: Lagerung bei Gehirnerschütterung und anderen Kopfverletzungen*

Krampfanfälle

Fieberkrämpfe

Fieberkrämpfe sind die häufigste Form von Krampfanfällen im Kindesalter. Da bei Kindern das Gehirn noch nicht voll entwickelt ist, kommt es durch die Überwärmung zu Fehl- oder Überreaktionen. Die Krampfschwelle des Gehirns liegt beim Kind wesentlich niedriger als beim Erwachsenen. Daher kann es bereits ab 39 °C Fieber zu Krampfanfällen kommen.

Erkennen

- die Krämpfe sind meist Streckkrämpfe
- selten Schüttelkrämpfe (rhythmisches Anspannen und Entspannen der Muskulatur)
- eine Atemnot wird häufig entwickelt

Gefahren

- Sauerstoffmangel des Gehirns
- Bewusstlosigkeit
- Verlegung der Atemwege durch anatmen von Schleim, Speichel, Erbrochenem
- Atemstillstand

Maßnahmen

- Fiebersenkung durch Wadenwickel (Wasser ca. 21 °C)
- Rücksprache mit dem Kinderarzt
- Gabe von fiebersenkenden Zäpfchen (nur nach ärztlicher Rücksprache)
- bei schwereren Fällen Rettungsdienst rufen.

Streck- und Beugekrämpfe

Nach Sturz auf den Kopf, zum Beispiel bei Schädel-Hirn-Verletzungen. Es werden, anders als beim epileptischen Anfall, durch die Hirnverletzung einzelne Körperpartien (z.B. Arm) betroffen sein.

Erkennen

- Übelkeit, Erbrechen
- die Krämpfe sind meist Streckkrämpfe
- selten Schüttelkrämpfe (rhythmisches Anspannen und Entspannen der Muskulatur)

Gefahren

- Sauerstoffmangel des Gehirns
- Bewusstlosigkeit
- Verlegung der Atemwege
- Atemstillstand

Maßnahmen

- ABC-Maßnahmen
- bei erhaltenem Bewusstsein mit leicht erhöhtem Oberkörper lagern
- dringender Notruf.

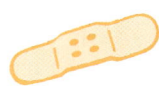

Affektkrämpfe

Vorwiegend bei verwöhnten Kindern z.B. bei Nichterfüllung eines Wunsches. Das Kind versucht die Umgebung zu tyrannisieren, um die Erfüllung von Wünschen zu erzwingen, und schreit. Dabei wird entweder der Atem angehalten oder beim Schreien das Atmen „vergessen". Eine kurze Bewusstlosigkeit mit tiefer Blaufärbung (Zyanose) und anschließendem Erblassen ist möglich. Ein starker, vom Gehirn selbstständig ausgehender Atemzug beendet den Zustand, das Kind macht nach dem Anfall einen matten Eindruck.

Erkennen
- Zorn, Trotzreaktion
- Atem wird angehalten oder
- Atmen wird durch Schreien „vergessen"
- kurzfristige Bewusstlosigkeit

Maßnahmen
- ABC-Maßnahmen
- Gesicht mit nassem Lappen abreiben
- Kind schütteln

Gefahren
- Bewusstlosigkeit
- Verletzung durch Sturz

In beiden Fällen kommt es durch den Schreck zu einem reflektorischen Einatemzug.

Epilepsie

Epileptische Krämpfe gehen generell vom Gehirn aus und müssen unbedingt mit einem Kinderarzt und Neurologen besprochen werden.
Ursache ist bei entsprechender Vorveranlagung eine Reizüberflutung des Gehirns durch optische oder akustische Reize oder durch psychischen Stress, z.B. kann der Auslöser auch ein Computerspiel sein.

Erkennen:
- Blickstarre
- bei kleine Anfällen sog. nesteln
- Streck- und Beugekrämpfe an Armen und Beinen
- später des ganzen Körpers
- evtl. Zungenbiss
- evtl. Aufschlagen des Kopfes auf den Boden (sleten)
- Schaumbildung vor dem Mund

Gefahren
- Bewusstlosigkeit
- Verletzung durch Sturz

Maßnahmen
- ABC-Maßnahmen
- Kopf unterpolstern
- Krämpfe nicht unterbrechen
- gefährdende Gegenstände aus der Umgebung des Patienten wegräumen
- bei länger anhaltenden Anfällen unbedingt den Rettungsdienst rufen!

Atmungsnotfälle

Insektenstiche

Stiche von Wespen oder Bienen im und am Mund- und Rachenraum führen zu einem sehr raschen Verlegen der Atemwege durch Anschwellen der Schleimhaut oder der Zunge. Aber auch Stiche im Bereich des Halses oder des Gesichtes können zu äußerst bedrohlichen Zuständen führen.

Bei manchen Menschen kommt es durch eine Überempfindlichkeit des Immunsystems zu einer heftigen Antigen-Antikörper-Reaktion auf das Gift, die im Extremfall zum so genannten anaphylaktischen (allergischen) Schock führen und je nach Schwere des Schocks mit Atem- und Kreislaufstillstand einhergehen kann.

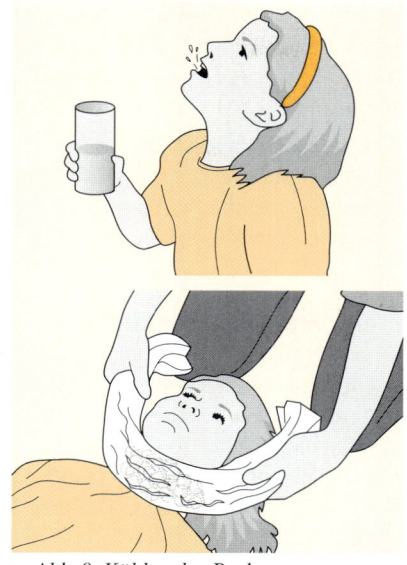

▶ *Abb. 8: Kühlen des Rachenraumes*

Erkennen:
- Juckreiz
- Hautrötung und Schwellung
- Atemnot bis zur Erstickung
- Schocksymptome (siehe Kapitel „Schock")
  - Blässe
  - kalter Schweiß
  - schneller Puls
  - Frieren

Gefahren
- Verlegung der Atemwege
- Ersticken
- evtl. Schock
- im Extremfall Herz-Kreislauf-Stillstand.

Maßnahmen
- ABC-Maßnahmen
- den Betroffenen dazu veranlassen (wie z. B. in Abbildung 8), so lange wie möglich kalte Getränke (kein Alkohol) im Mund zu behalten, danach ausspucken lassen
- Eiskrawatte anlegen (siehe Abb. 8) (in ein Tuch eingeschlagene Eiswürfel um den Hals locker herumlegen)
- Giftstachel, falls noch vorhanden, entfernen; Giftblase nicht ausdrücken.
- Schockmaßnahmen durchführen (siehe Kapitel „Schock")
- bei Herz-Kreislauf-Stillstand: Reanimation (siehe Kapitel Herz-Lungen-Wiederbelebung).
- **Wunden niemals aussaugen, ausschneiden oder ausbrennen!**

Viel wichtiger ist jedoch die Vorbeugung, die Sie auch unbedingt Ihren Kindern einprägen sollten:

Vorbeugemaßnahmen gegen Insektenstiche:

- Nicht aus Dosen trinken, man sieht den Inhalt nicht. Wenn doch, einen Trinkhalm dazu verwenden.
- Immer einen Blick auf die Speise werfen, bevor man sie in den Mund nimmt.
- Nicht auf Wespen, Bienen oder Hornissen einschlagen oder in Panik geraten, sie haben vor uns mehr Angst als wir vor ihnen haben müssen – und außerdem: Wer angegriffen wird, wehrt sich!

Fremdkörper in der Luftröhre

Durch Fremdkörper in der Luft- oder Speiseröhre kann es zur Verlegung der Atemwege kommen. Als erste Maßnahme muss grundsätzlich der Fremdkörper entfernt werden. Dazu hebt man das (kleinere) Kind an den Beinen hoch und klopft (wie in Abb. 10 dargestellt) mit der hohlen Hand zwischen die Schulterblätter. Einem größeren Kind oder einem Erwachsenen schlägt man bei hängendem Oberkörper mit der hohlen Hand zwischen die Schulterblätter (Abb. 11)

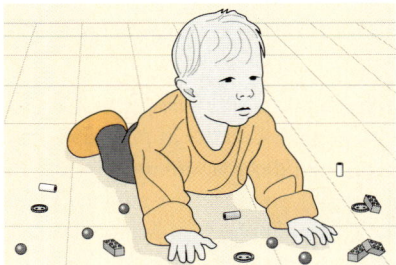

▶ Abb. 9: Kleine Spielsachen und Gegenstände sind gefährlich

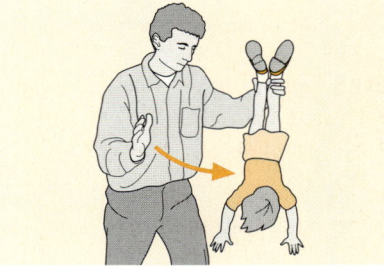

▶ Abb. 10: Entfernen eines Fremdkörpers bei einem kleineren Kind

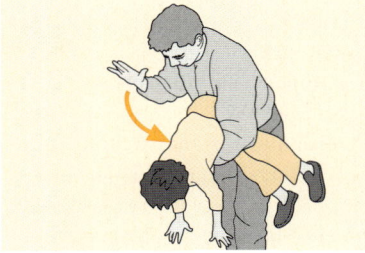 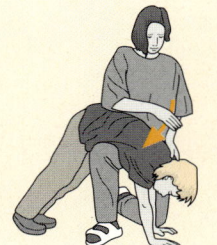

▶ Abb. 11: Entfernen eines Fremdkörpers bei einem größeren Kind

Erkennen:
- Starker Würgereiz
- Blauverfärbung (Zyanose) an Lippen, Fingernägel, Ohrläppchen
- Heben und Senken des Brustkorbes ohne Ausatemstoß (so genannte inverse Atmung)
- pfeifendes Geräusch bei der Einatmung

Gefahren
- Bewusstlosigkeit
- Ersticken

Maßnahmen
- ABC-Maßnahmen
- Kind beruhigen
- bei hängendem Oberkörper mit hohler Hand zwischen die Schulterblätter schlagen
- bei Misserfolg dieser Maßnahmen den Rettungsdienst rufen

Bronchitis

Die Bronchitis ist häufig im Anschluss oder als Begleiterscheinung von Erkältungskrankheiten zu beobachten und kommt durch das Zusammentreffen von meist zwei Faktoren zustande:

1. Unterkühlung des Bronchialsystems und
2. Einwanderung von Infektionskeimen in den Atmungstrakt.

Erkennen:
- Hustenreiz
- Schmerz unter dem Brustbein („trockener Husten")
- später (bedingt durch Überanstrengung der Muskulatur beim Husten) Schmerzen über den gesamten Brustkorb
- im weiteren Verlauf rasselnde, brummende oder giemende Atemgeräusche und Auswurf von Schleim

Gefahren
- Keine akute Gefahr

Maßnahmen
- ABC-Maßnahmen
- Kind warm halten
- Wasserdampf inhalieren (damit sich der Schleim besser löst)
  Achtung: Fragen Sie in ihrer Apotheke nach Inhalationsgeräten; bei der alten Methode mit Wasserschüssel und Handtuch besteht gerade bei kleineren Kindern die Gefahr der Verbrühung
- Arztbesuch

Bei unzureichender oder sogar fehlender Behandlung kann sich eine chronische Bronchitis ausbilden. Deshalb: Auf jeden Fall zum Arzt gehen!

Asthma bronchiale

Asthma bronchiale ist die anfallsweise Verengung der Bronchien mit Absonderung von zähem Schleim. Dadurch kommt es zum normalen Einatmen, aber zum erschwerten Ausatmen. Folge ist eine massive Atemnot. Auslösende Faktoren können (häufig) allergisch bedingte Ursachen sein.

Kinder bis zum zweiten Lebensjahr haben selten Asthma, da in diesem Alter meist noch keine Antikörper gebildet sind und es somit nicht zu allergischen Reaktionen kommen kann. Gehäuftes Auftreten von Asthma kommt bei Allergien, Infektionen, körperlicher und psychischer Belastung vor.

Erkennen:

- Hochgradige Atemnot
- Blaufärbung Lippen, Fingernagelbett, Ohrläppchen (Zyanose)
- pfeifendes Ausatemgeräusch
- Reizhusten
- Aufrichten im Bett und Ringen nach Luft

Gefahren

- massive Atemnot
- Bewusstlosigkeit
- Ersticken

Maßnahmen

- ABC-Maßnahmen
- beruhigen
- mit erhöhtem Oberkörper (oder sitzend) lagern
- der Patient soll sich mit beiden Armen nach hinten abstützen um die Atemhilfsmuskulatur zu aktivieren
- Lippenbremse (so atmen, als ob man einen Luftballon aufblasen wolle)
- Falls vorhanden: Dosieraerosole verabreichen.
  Jedoch nur die Medikamente, die dem Kind verschrieben wurden. Keine anderen Medikamente geben!

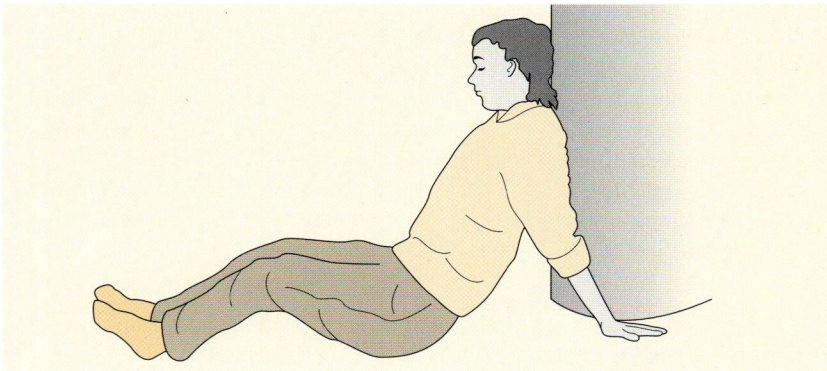

► *Abb. 12: Lagerung bei Atemnot. Aktivierung der Atemhilfsmuskulatur*

Pseudokrupp

Pseudokrupp ist die Bezeichnung für verschiedene, vor allem im Kindesalter auftretende Krankheitsbilder, die durch eine Infektion und Umwelteinflüsse eine Schwellung unterhalb der Stimmbänder hervorrufen und die relativ schnell eine massive Atemnot auslösen. Die Erkrankung kommt bei Kindern zwischen dem ersten und dem dritten Lebensjahr gehäuft vor.

Erkennen

- langsame Entwicklung im Rahmen eines Infekts (Grippe etc.)
- tritt meist in den Abend- und Nachtstunden auf
- normale bis leicht erhöhte Temperatur
- relativ gesunder Eindruck
- heisere, tonlose Stimme
- bellender Husten
- Einatmung ist behindert
- Atemnot, die im Liegen leicht zunimmt
- pfeifendes Einatemgeräusch
- später zusätzlich pfeifendes Ausatemgeräusch
- Blaufärbung Lippen, Fingernagelbett, Ohrläppchen (Zyanose)
- Einziehung der Schlüsselbeingruben, des Brustkorbes im Bereich des Brustbeins und der Magengrube

Gefahren

- Bewusstlosigkeit
- Ersticken

Maßnahmen

- ABC-Maßnahmen
- beruhigen
- Oberkörper erhöht lagern
- Umgebungsluft befeuchten (z. B. durch das Aufhängen von nassen Tüchern oder das Versprühen von Wassernebel beispielsweise mit dem Duschebrausekopf im Badezimmer oder dem Blumenbesprüher)
- Notruf!

Epiglottitis

Bei einer Epiglottitis tritt die Schwellung entzündungsbedingt im Bereich des Kehldeckels, also oberhalb der Stimmbänder, auf. Im Gegensatz zum Pseudokrupp ist der Krankheitsverlauf wesentlich dramatischer und schneller. Betroffen sind meist Kinder zwischen drei und sechs Jahren.

Erkennen

- Rasante Entwicklung innerhalb weniger Stunden ohne Vorerkrankung
- meist in den Abend- und Nachtstunden
- hohes Fieber teilweise bis 40 °C
- todkranker Eindruck
- kloßige, belegte Stimme
- massive Atemnot, nimmt besonders im Liegen zu
- stark behinderte Einatmung
- Halsschmerzen
- starke Schluckbeschwerden
- schnarchendes Einatemgeräusch
- Blaufärbung Lippen, Fingernagelbett, Ohrläppchen (Zyanose)
- Erschöpfungszustände
- Einziehung von Schlüsselbeingruben, des Brustkorbes im Bereich des Brustbeins und der Magengrube

Gefahren

- Bewusstlosigkeit
- Ersticken.

Maßnahmen

- Halb sitzende Lagerung (z. B. mit Kissen abstützen, denn Atemnot nimmt im Liegen zu)
- Beruhigung des Kindes
- Frischluftzufuhr
- Luftbefeuchtung
- Auf keinen Fall etwas zu trinken geben, da der angeschwollene Kehldeckel die Luftröhre beim Schlucken nicht vollständig verschließt und es so zum Eindringen der Flüssigkeit in die Atemwege kommt. Folge: Husten, weitere Zunahme der Atemnot!
- Keine Atemwegsinspektion, weil dadurch die Atemwegsverlegung sehr stark verschlimmert werden kann
- Fiebersenkende Maßnahmen ergreifen
- Wadenwickel
- evtl. fiebersenkende Zäpfchen (Achtung: nur nach Rücksprache mit einem Arzt)
- Notruf

Merkmale	Pseudokrupp	Epiglottitis
Alter	Alter: 1 bis 3 Jahre	Alter: 3 bis 6 Jahre
Krankheitsverlauf	meist langsame Entwicklung im Rahmen eines Infektes, Grippe etc.	rasante Entwicklung innerhalb weniger Stunden, ohne Vorerkrankung.
Auftreten	meist in den Abend- und Nachtstunden	meist in den Abend- und Nachtstunden
Fieber	normale bis leicht erhöhte Temperatur	hohes Fieber, z. T. über 40 °C.
Zustand des Kindes	relativ gesunder Eindruck des Kindes	Kind sieht todkrank aus
Stimme	Heiserkeit, tonlose Stimme	kloßige, belegte Stimme
Husten	bellender Husten	kein Husten
Atemnot	Atemnot; nimmt im Liegen nicht zu	Atemnot; besonders im Liegen
Halsschmerzen	keine Halsschmerzen	Halsschmerzen
Schluckbeschwerden	keine Schluckbeschwerden	starke Schluckbeschwerden
Atemgeräusch	zuerst pfeifendes Einatemgeräusch, später pfeifendes Ausatemgeräusch	schnarchendes Einatemgeräusch
Einatmung	behindert	stark behindert
Lagerung	Lagerung nach Wunsch	halb sitzende Lagerung
Betreuung	beruhigender Zuspruch	beruhigender Zuspruch
Frischluft	Frischluft	Frischluft
Luftbefeuchtung	Luftbefeuchtung	Luftbefeuchtung
Trinken	trinken erlaubt	nichts zu trinken geben, Gefahr des Verschluckens

Ertrinken

Beim Ertrinken kommt es zu einer Erstickung des Betroffenen. Man unterscheidet zwischen feuchtem und trockenem Ertrinken. Doch spielt diese Unterscheidung für den Ersthelfer keine Rolle.

Feuchtes Ertrinken bedeutet, dass Wasser in die Lungen eindringt. Beim trockenen Ertrinken wird durch das einströmende Wasser ein Stimmritzenkrampf ausgelöst (durch die eindringende Flüssigkeit reflektorisch ausgelöster Krampf im Bereich der Stimmbänder; dadurch kommt es zur massiven Verengung und zur Atemnot), der den Eingang zur Luftröhre verschließt. Dadurch soll verhindert werden, dass Flüssigkeit in die Atemwege eindringt. Das Wasser dringt erst nach eingetretener Bewusstlosigkeit in die Lungen ein, da sich dann erst der Krampf löst.

Die Maßnahmen sind immer die gleichen:

Rettung des Ertrinkungsopfers, wobei zu beachten ist, dass sich der Ertrinkende in seiner Panik an alles Erreichbare, also auch an den Retter, klammert und ihn womöglich mit nach unten zieht. Dieser Aspekt wird bei der Rettung eines kleineren Kindes sicherlich keine Gefahr darstellen, bei der Rettung eines Jugendlichen oder Erwachsenen ist er jedoch zu bedenken.

Gefahren	Maßnahmen
• Bewusstlosigkeit	• ABC-Maßnahmen
• Ertrinken	• Notruf!
• Versinken	• Wärmeerhalt, feuchte Kleidung entfernen, in Decken einwickeln

Nach der Rettung müssen sofort die ABC-Maßnahmen durchgeführt werden:

A = Atemwege freimachen.
Das heißt also, den Mund öffnen und zur Seite drehen, Wasser, Erbrochenes und sonstige Fremdkörper herausholen. Atmung kontrollieren. Ist die Atmung vorhanden, bei gleichzeitiger Bewusstlosigkeit, folgt die stabile Seitenlage. Bei nicht-vorhandener Atmung folgt

B = Beatmung und Pulskontrolle.
Ist der Puls vorhanden, geht die Beatmung bis zum Erfolg weiter. Wenn nicht, folgt

C = Cirkulation in Gang bringen,
also Herzdruckmassage in Kombination mit der Beatmung durchführen.

Versuche den Patienten „auszupumpen" müssen unbedingt unterlassen werden.
Das Wasser kann sich nur in drei Regionen befinden:

1. *Im Magen:* Hier stört es nicht, wir trinken ja auch Wasser. Im Gegenteil, ein Druck auf den Magen würde nur Erbrechen auslösen, was wiederum die Atemwege verlegen würde.

2. *In den Lungen:* Hier kann der Ersthelfer auf keinen Fall Wasser entfernen. Bei eventuell vorhandenem Wasser in den Lungen ist eine Beatmung dennoch effektiv, da nicht alle Teile der Lunge mit Wasser gefüllt sein müssen.

3. *Im Mund-Rachen-Raum:* Hier ist eine Entfernung leicht möglich. Einfach den Mund öffnen, Kopf zur Seite drehen und herauslaufen lassen.

Jeder Gerettete muss auf jeden Fall schnellstmöglich in die Klinik eingeliefert werden, auch wenn es ihm im Moment sehr gut zu gehen scheint. Jeder Ertrinkungsnotfall kann Spätfolgen nach sich ziehen, die nur in der Klinik rechtzeitig versorgt werden können.

Vorbeugemaßnahmen:
Auch hier gilt wieder: Vorbeugen ist besser! Ungesicherte Gartenteiche werden sehr häufig für Kinder zur tödlichen Falle, sogar Regenwasserbehälter können für Kleinkinder tödlich sein. Auch Baggerseen und sonstige unbekannte Gewässer können selbst für geübte Schwimmer zum Verhängnis werden. Kiesgruben und Baggerseen haben unterschiedlich warme Wasserschichten. Dies kann bei herz- und kreislaufkranken Personen zu plötzlichem Herz- und Kreislaufversagen führen. Niemals mit vollem Magen oder erhitzt ins Wasser springen. Niemals in unbekannte Gewässer springen; denn viele sind schon durch einen Bruch der Halswirbelsäule gelähmt worden. Im Winter ist darauf zu achten, dass Kinder nur auf freigegebene Eislaufflächen gehen! Auch dann sollte eine erwachsene Aufsichtsperson anwesend sein.

Wiederbelebung

Im Rahmen der Wiederbelebung kann unterschieden werden zwischen dem alleinigen Ausfall der Atemfunktion, dem Atemstillstand, und dem Ausfall von Atmung und Kreislauftätigkeit, dem Herz-Atem-Stillstand. Im ersten Fall wird die ausgefallene Atmung durch eine Beatmung wiederhergestellt, im zweiten Fall muss zusätzlich zur Beatmung eine Herzdruckmassage erfolgen. Wir sprechen dann von der Herz-Lungen-Wiederbelebung (HLW) oder auch Reanimation.

Atemstillstand

Ursachen

Die Ursachen für einen Atem- oder Herz-Atem-Stillstand sind sehr vielfältig. Warum es zu einem Atem- oder Herz-Atem-Stillstand kommt, ist auch hier für den Ersthelfer zweitrangig. Die Maßnahmen sind immer dieselben. Anders als beim Erwachsenen sind die Ursachen beim Kind nur relativ selten krankheitsbedingt. Weitaus häufiger sind Umstände von außen, also meist unfallbedingte Situationen, für einen solchen Notfall verantwortlich. Das Eintreten eines sofortigen Herz-Atem-Stillstandes ist bei Kindern, im Gegensatz zu Erwachsenen, untypisch. Weitaus häufiger kommt es zuerst zum Atemstillstand, zum Beispiel durch Fremdkörperaspiration, Ertrinken, Autounfall usw., durch den länger anhaltenden Sauerstoffmangel dann zum Herz-Kreislauf-Stillstand. In vielen Fällen wird das betroffene Kind also noch in dem Augenblick angetroffen, in dem nur ein Atemstillstand vorliegt und durch eine sofortige Beatmung die Prognose noch außerordentlich günstig ist. Aber auch beim Herz-Atem-Stillstand kann durch sofortige Reanimationsmaßnahmen noch sehr oft geholfen werden.

Vorbeugemaßnahmen:

Auch hier gilt wieder: Durch entsprechende Vorsorge können viele solcher Notfälle verhindert werden. Sorgen Sie für entsprechende Kindersitze im Auto, lassen Sie zum Verschlucken geeignete Gegenstände nicht achtlos herumliegen, sichern Sie Gartenteiche, passen Sie beim Baden auf, sichern Sie Elektroanlagen ab.

Gefahren
- Bewusstlosigkeit
- Atemstillstand
- Kreislaufstillstand

Maßnahmen
- ABC-Maßnahmen
- Seitenlage
- Notruf

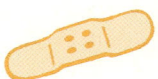

Die Vorgehensweise ist zunächst wieder die gleiche, wie bei „Bewusstlosigkeit" (siehe Seite 13) bereits beschrieben.

Sprechen Sie die Person an und schütteln oder zwicken Sie den Patienten. Säuglinge können an den Fußsohlen gekitzelt werden. Erfolgt keine Reaktion, ist davon auszugehen, dass der Patient bewusstlos ist.

Machen Sie die Atemwege frei, entfernen Sie Fremdkörper aus dem Rachenraum, indem Sie den Mund öffnen, den Kopf zur Seite drehen und mit Ihren Fingern ausräumen (wie in Abb. 13 dargestellt).

Überstrecken Sie den Hals des Patienten und heben Sie sein Kinn an, dadurch wird die nach hinten gefallene Zunge in ihre normale Position zurückgebracht (wie in Abb. 14 dargestellt). Bei Säuglingen (bis zu einem Jahr) wird der Kopf nicht überstreckt, sondern lediglich die Kinnspitze angehoben.

Überprüfen Sie nun die Atmung, indem Sie mit Ihrem Ohr über Mund und Nase des Patienten gehen, und auf den Brustkorb schauen (siehe Abb. 15).

- *Hören* Sie Ausatemgeräusche?
- *Fühlen* Sie Ausatemluft?
- *Sehen* Sie Brustkorbbewegungen? Wenn nicht, haben Sie den Atemstillstand festgestellt!

Beatmen Sie sofort! Es stehen Ihnen mehrere Möglichkeiten zur Verfügung:

Bei Kleinkindern und Erwachsenen:

Mund-zu-Nase-Beatmung: Hierbei wird mit dem eigenen Mund die Nase des Patienten (wie in Abb. 16) komplett überdeckt, sodass die Nasenlöcher des Patienten sich in der Mitte des Mundes des Helfers befinden. Die Lippen des Helfers legen sich wie eine Dichtung um die Nase des Patienten herum, der Mund des Patienten muss verschlossen werden, damit die durch die Nase einströmende Luft nicht wieder zum Mund austreten kann. Kinder bis zu sieben Jahren müssen mit einer Frequenz von etwa 25-mal pro Minute beatmet werden. Die Beatmung sollte mit

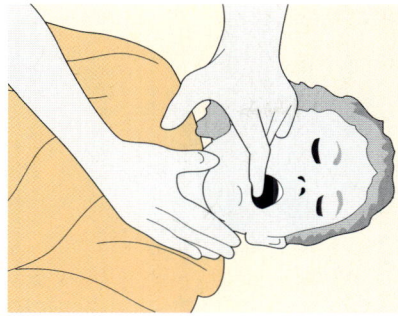
▶ *Abb. 13: Freiräumen der Atemwege*

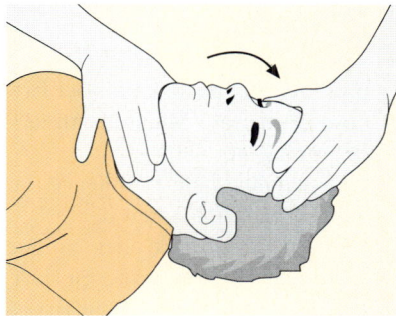
▶ *Abb. 14: Überstrecken des Halses*

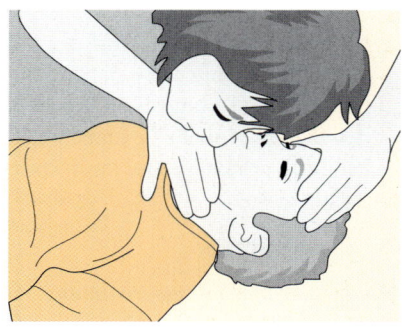
▶ *Abb. 15: Überprüfen der Atmung*

29

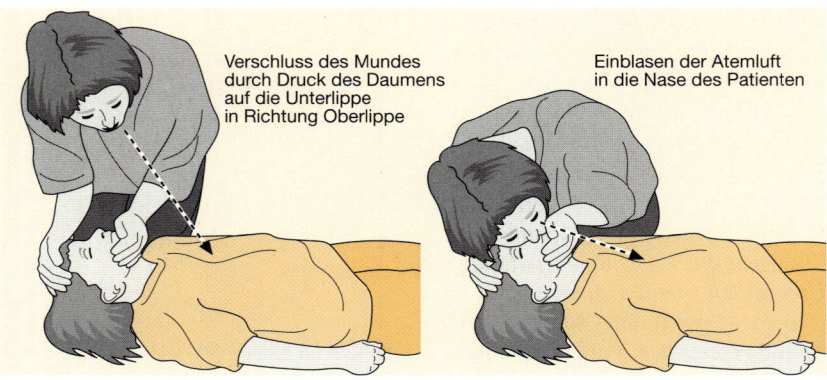

Verschluss des Mundes
durch Druck des Daumens
auf die Unterlippe
in Richtung Oberlippe

Einblasen der Atemluft
in die Nase des Patienten

▶ *Abb. 16: Mund-zu-Nase-Beatmung eines Kindes*

mäßigem Druck erfolgen, wobei ein Atemzug eines Erwachsenen für zwei bis drei Beatmungen ausreicht (Anhaltswert: Je Atemzug etwa 12 ml Luft pro Kilogramm Körpergewicht des Patienten; also: bei Kindern mit weniger Luft pro Atemzug beatmen als bei Erwachsenen). Kinder ab acht Jahren werden etwa 20-mal pro Minute beatmet. Ein Atemzug reicht dabei für ein bis zwei Beatmungen.

Die einzublasende Luftmenge darf nur so stark sein, dass Brustkorbbewegungen beim Patienten deutlich sichtbar werden. Wird der Kopf nicht oder zu stark überstreckt oder befinden sich noch Fremdkörper im Mund-/Rachenraum, kann es passieren, dass der Magen versehentlich „beatmet" wird. Beobachten Sie also genau Brustkorb und Bauch. Hebt und senkt sich der Brustkorb, ist alles in Ordnung. Bläht sich dagegen der Bauch auf, so korrigieren Sie die Kopflage und inspizieren Sie noch einmal die Mundhöhle nach Fremdkörpern.

Mund-zu-Mund-Beatmung: Sie hat gegenüber der Mund-zu-Nase-Methode Nachteile. Zum einen wird der Mund nur schwerer abgedichtet als die Nase und zum anderen steigt die Gefahr einer versehentlichen „Magenbeatmung". Die Mund-zu-Mund-Beatmung wird nur dann durchgeführt, wenn die Nase des Patienten nicht beatmet werden kann, zum Beispiel wegen einer bestehenden Verletzung. Bei ihrer Durchführung wird die Nase des Patienten zugehalten.

Bei Säuglingen:

Mund-zu-Mund/Nasen-Beatmung: Der Mund des Helfers umschließt (wie in Abb. 17) Mund und Nase des Säuglings, der Kopf wird beim Säugling nur ganz leicht überstreckt (Kinn- und Nasenspitze ergeben eine Waagerechte), denn beim Säugling finden wir noch andere anatomische Verhältnisse als beim Kleinkind oder beim Erwachsenen vor. Beatmen Sie den Säugling mit einer Frequenz von etwa 40-mal pro Minute, mit einem Gesamtvolumen, das dem Inhalt Ihres Mundraumes entspricht. Die benötigte Luftmenge kann man sich mit folgendem Beispiel vorstellen: Atmen Sie ganz aus. Die Luft, die sich jetzt noch in Ihrem Mund befindet, entspricht der benötigten Luftmenge eines Säuglings.

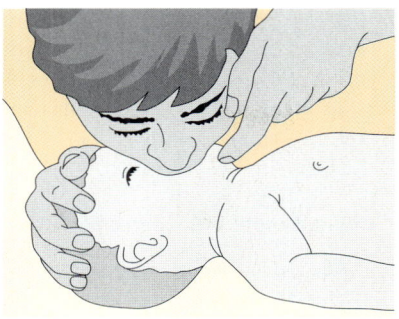

▶ *Abb. 17: Mund-zu-Mund/Nase-Beatmung bei Säuglingen*

Beatmen Sie insgesamt dreimal. Dann wird der Puls getestet. Hier entscheidet sich nun, ob nur weiter beatmet wird oder ob zusätzlich die Herzdruckmassage erfolgen muss.

Pulskontrolle: Der Puls wird ab dem Kleinkindalter an der Halsschlagader (siehe Abb. 18) kontrolliert. Die Kontrolle darf nicht auf beiden Seiten gleichzeitig stattfinden. Ist auf einer Seite nach etwa fünf Sekunden kein Puls zu tasten, kontrollieren Sie auf der anderen Seite ebenfalls noch einmal fünf Sekunden. Spüren Sie auf beiden Seiten keinen Puls, muss mit der Herzdruckmassage begonnen werden. Ist auf mindestens einer Seite ein Pulsschlag zu tasten, wird nur weiter beatmet. Die Kontrolle wird nach etwa einer Minute wiederholt!

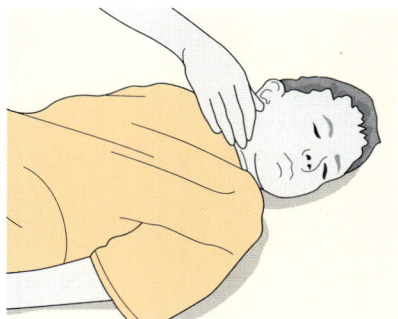

▶ *Abb. 18: Pulskontrolle beim Kleinkind*

Beim *Säugling* wird aus anatomischen Gründen die Pulskontrolle nicht an der Halsschlagader, son-

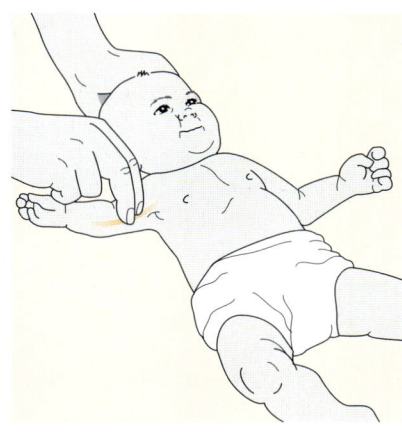

▶ *Abb. 19: Pulskontrolle beim Säugling*

dern an den Oberarmen (siehe Abb. 19) vorgenommen. Fassen Sie mit zwei Fingern in der Mitte der Arminnenseite oberhalb des Oberarmknochens unter die Oberarmmuskulatur (Bizeps). Die übrige Vorgehensweise ist ansonsten gleich wie oben beim Kind beschrieben. Üben Sie die Pulskontrolle ruhig einmal ab und zu bei Ihrem Kind. Das gibt Ihnen im Notfall mehr Sicherheit.

Maßnahmen bei Atemstillstand

1. Kind ansprechen, schütteln, eventuell kitzeln
2. Mund öffnen, Fremdkörper entfernen
3. Beim Säugling Kinn anheben, Kopf nur leicht überstrecken. Bei älteren Kindern wird der Hals überstreckt.
4. Atmung sichtbar, hörbar, fühlbar? Wenn ja, stabile Seitenlage durchführen.
5. Wenn Atemstillstand vorliegt, Atemspende durchführen, drei Mal beatmen, dann Pulskontrolle.
6. Wenn Puls vorhanden, weiter beatmen. Puls nach einer Minute nachkontrollieren.
7. Wenn Puls nicht vorhanden, zusätzlich Herzdruckmassage einsetzen.

Auf jeden Fall den Rettungsdienst rufen, auch wenn es Ihnen gelingt, das Kind wieder zum Atmen zu bringen!

Alter	Beatmungsform	Pulskontrolle
Erwachsene, Jugendliche,	Mund-zu-Nase	Halsschlagader, beidseits
Kinder, kleinere Kinder	Mund-zu-Mund	Halsschlagader oder Oberarminnenseite
Säuglinge	Mund-zu-Mund/Nase	Fontanelle (bis ca. 6. Monat) Oberarminnenseite

Herz-Kreislauf-Stillstand

Es gibt viele mögliche Auslöser für einen Herz-Kreislauf-Stillstand; die Maßnahmen sind jedoch immer die gleichen.

Sollte bei Ihrem Kind ein Kreislaufstillstand vorliegen, so nützt eine alleinige Beatmung nichts, denn der Körper hat keine Möglichkeit mehr, den durch die Beatmung in den Körper eingebrachten Sauerstoff an die einzelnen Organe weiterzutransportieren. Jedoch kann durch eine zusätzlich angewandte Herzdruckmassage durch Druck von außen ein Notkreislauf zustande gebracht werden: Wenn das Brustbein in eine bestimmte Tiefe in Richtung Wirbelsäule gedrückt wird, wird das dazwischen liegende Herz komprimiert. Durch diese Kompression wird das im Herzen befindliche Blut herausgedrückt. Da es sich aber um einen geschlossenen Blutkreislauf handelt, strömt bei der Entlastung und der damit verbundenen Wiederausdehnung des Herzens anschließend Blut ins Herz hinein und beim nächsten Druck wieder in das Blutgefäßsystem hinaus. Da das Herz über ein Klappensystem verfügt, im Prinzip wie ein Ventil vorstellbar, fließt das Blut nicht hin und her, sondern immer in eine, und zwar die gleiche Richtung.

Kurz gesagt sind Sie so in der Lage, das Überleben des Patienten bis zum Eintreffen professioneller Hilfe zu gewährleisten.

Die Vorgehensweise ist wieder die gleiche wie bei „Bewusstlosigkeit" (siehe Seite 13):

Sprechen Sie die Person an und schütteln oder zwicken Sie sie ein wenig. Säuglinge können an den Fußsohlen gekitzelt werden. Erfolgt keine Reaktion, ist der Patient bewusstlos.

Machen Sie die Atemwege frei, entfernen Sie Fremdkörper aus dem Rachenraum, indem Sie (wie in Abb. 20 dargestellt) den Mund öffnen, den Kopf zur Seite drehen und mit Ihren Fingern die Mundhöhle ausräumen.

Überstrecken Sie den Hals des Patienten (wie in Abb. 21 dargestellt), dadurch wird die nach hinten gefallene Zunge in ihre normale Position zurückgebracht. Bei Säuglingen (bis zu einem Jahr) wird der Kopf nicht überstreckt, sondern lediglich die Kinnspitze angehoben (so genannte „Schnüffelstellung").

Überprüfen Sie nun die Atmung, indem Sie mit Ihrem Ohr über Mund und Nase des Patienten gehen und auf den Brustkorb schauen (wie in Abb. 22 dargestellt).

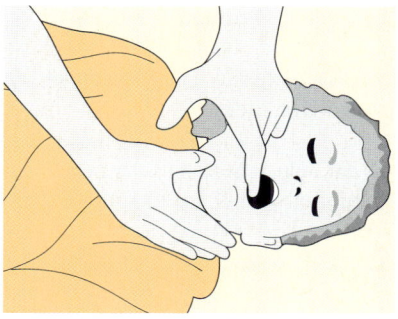

▶ *Abb. 20: Freiräumen der Atemwege*

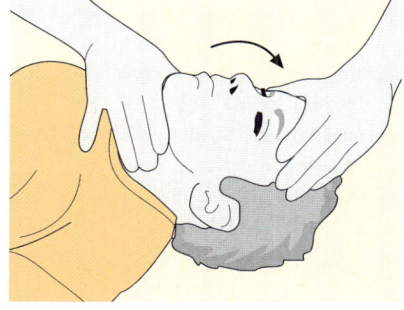

▶ *Abb. 21: Überstrecken des Halses*

- **Hören** Sie Ausatemgeräusche?
- **Fühlen** Sie Ausatemluft an Ihrer Wange?
- **Sehen** Sie Brustkorbbewegungen?

Wenn nicht, liegt ein Atemstillstand vor.
Beatmen Sie nun sofort, bei Säuglingen Mund-zu-Mund/Nase-Beatmung (siehe Seite 31), bei älteren Kindern Mund-zu-Nase-Beatmung (siehe Seite 30).

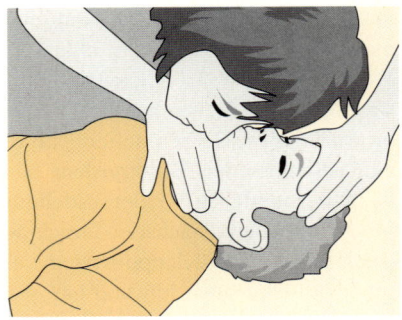

▶ Abb. 22: Überprüfen der Atmung

Beatmen Sie insgesamt dreimal. Dann wird der Puls getastet. Bei Säuglingen am Oberarm (Abb. 23), bei älteren Kindern ab einem Jahr an der Halsschlagader (Abb. 24). Hier entscheidet sich nun, ob nur weiter beatmet wird oder ob zusätzlich die Herzdruckmassage erfolgen muss.

Ist auf beiden Seiten nach jeweils fünf Sekunden kein Puls zu spüren, müssen Sie:

einmal weiterbeatmen. Generell muss dabei der Patient auf einer harten Unterlage liegen. Bei Säuglingen sollte zusätzlich eine etwa 3 bis 4 cm starke, harte Unterlage (z.B. ein Buch) zur Unterstützung der „Schnüffelstellung" (vgl. Seite 14) unter die Schultern gelegt werden. Machen Sie den Oberkörper des Patienten im Bereich des Druckpunktes frei, um nicht mit dem Druckpunkt auf der Kleidung zu verrutschen.

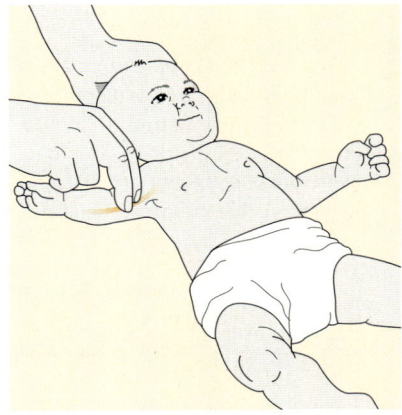

▶ Abb. 23: Pulskontrolle beim Säugling

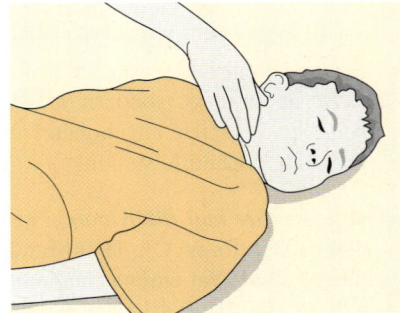

▶ Abb. 24: Pulskontrolle beim Kleinkind

Druckpunkt suchen: Beim Säugling denken Sie sich eine Linie zwischen den Brustwarzen. Nun legen Sie Zeige-, Mittel- und Ringfinger so auf das Brustbein, dass der Zeigefinger genau in dieser gedachten Linie aufsitzt. Wichtig ist, dass der Zeigefinger leicht abgespreizt (Abb. 25) wird und Mittel- und Ringfinger aus senkrechter Position das Brustbein etwa 1,5 bis 2,5 cm stark mit einer Geschwindigkeit von etwa 140 Kompressionen pro Minute nach unten drücken. Die richtige Geschwindigkeit wird durch schnelles Vor-sich-hin-Zählen bestimmt. Der Brustkorb muss nach jeder Kompression wieder vollständig entlastet werden, um eine vollständige Ausdehnung des Herzens zu ermöglichen.

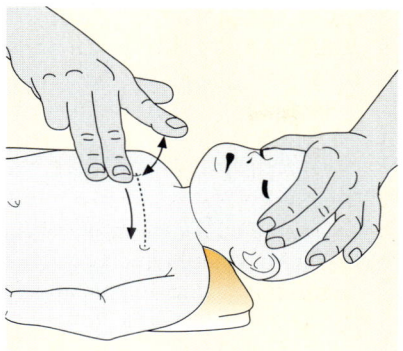

▶ *Abb. 25: Fingerposition und Druckpunkt bei der Wiederbelebung von Säuglingen*

Beim *Kleinkind* ab einem Jahr wird der Druckpunkt anders, ähnlich wie beim Erwachsenen, gesucht: Fahren Sie mit dem Zeigefinger Ihrer Arbeitshand (Rechtshänder rechts, Linkshänder links) am Rippenbogen entlang, bis Sie mit Ihrem Finger in der Mitte beim Brustbein angelangen. Legen Sie nun einen weiteren Finger Ihrer anderen Hand daneben (Abb. 26 I), und neben diesen Finger wiederum setzen Sie den Handballen Ihrer ersten Hand auf (Abb. 26 II). Wichtig ist hier, dass wirklich nur mit dem Handballen genau auf das Brustbein gedrückt wird. Die Finger werden abgespreizt. Die Drucktiefe beträgt hier etwa 2,5 bis 4 cm, die Geschwindigkeit etwa

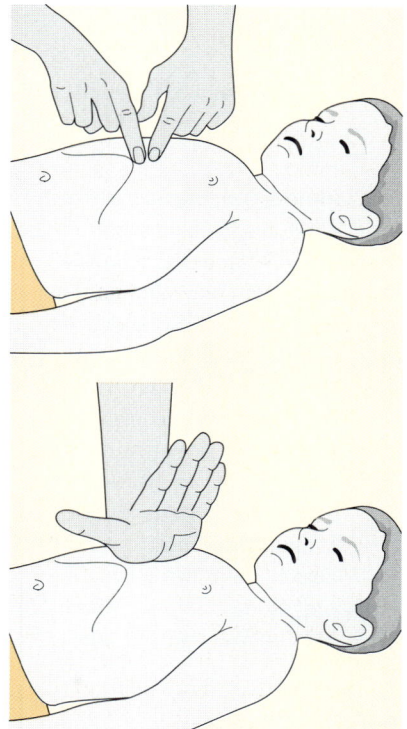

▶ *Abb. 26: Fingerposition und Druckpunkt bei der Wiederbelebung von Kleinkindern*

120 Kompressionen pro Minute. Auch hier muss nach jedem Druck der Brustkorb wieder ganz entlastet werden. Der Oberkörper wird vor der Herzdruckmassage im Druckbereich freigemacht, um mit dem Druckpunkt nicht versehentlich auf der Kleidung zu verrutschen.

Bei jeder dieser Methoden drücken Sie fünfmal, dann folgt wieder eine Beatmung.

Fahren Sie im folgenden Wechsel fort: *einmal beatmen, fünfmal Herzdruckmassage.* Nach jeweils 10 Durchgängen, das entspricht etwa 60 Sekunden, machen Sie eine Pulskontrolle wie oben beschrieben.

Notruf: Rufen Sie so schnell wie möglich den Rettungsdienst, falls ein Telefon in akzeptabler Nähe ist, oder rufen Sie jemanden zu Hilfe, der für Sie telefonieren geht.

Führen Sie die Maßnahmen so lange fort, bis entweder Erfolg eintritt oder der Rettungsdienst eintrifft.

**Führen Sie niemals bei vorhandenem Herzschlag eine
Herzdruckmassage durch!**

Wiederbelebungsmaßnahmen:

1. Kind ansprechen, schütteln, eventuell kitzeln.
2. Mund öffnen, Fremdkörper entfernen.
3. Beim Säugling Kinn anheben, Hals nur leicht überstrecken. Bei älteren Kindern wird der Hals weiter überstreckt.
4. Atmung prüfen. Bei Atemstillstand dreimal beatmen.
5. Pulskontrolle. Beim Säugling an den Oberarmen, beim Kleinkind und älteren Patienten an der Halsschlagader. Wenn nach je 5 Sekunden beidseits kein Puls tastbar ist,
6. Oberkörper im Bereich des Druckpunktes freimachen, Säuglingen eine harte Unterlage unter die Schultern legen, zur Unterstützung der Schnüffelstellung.
7. Druckpunkt aufsuchen,
8. fünf Kompressionen durchführen.
9. Nun im Wechsel mit einer Beatmung und fünf Kompressionen fortfahren.
10. Nach je zehn Zyklen erneute Pulskontrolle. Ist der Puls wieder vorhanden, nur weiter beatmen. Immer wieder Puls kontrollieren!
11. Rettungsdienst schnellstmöglich alarmieren oder alarmieren lassen.

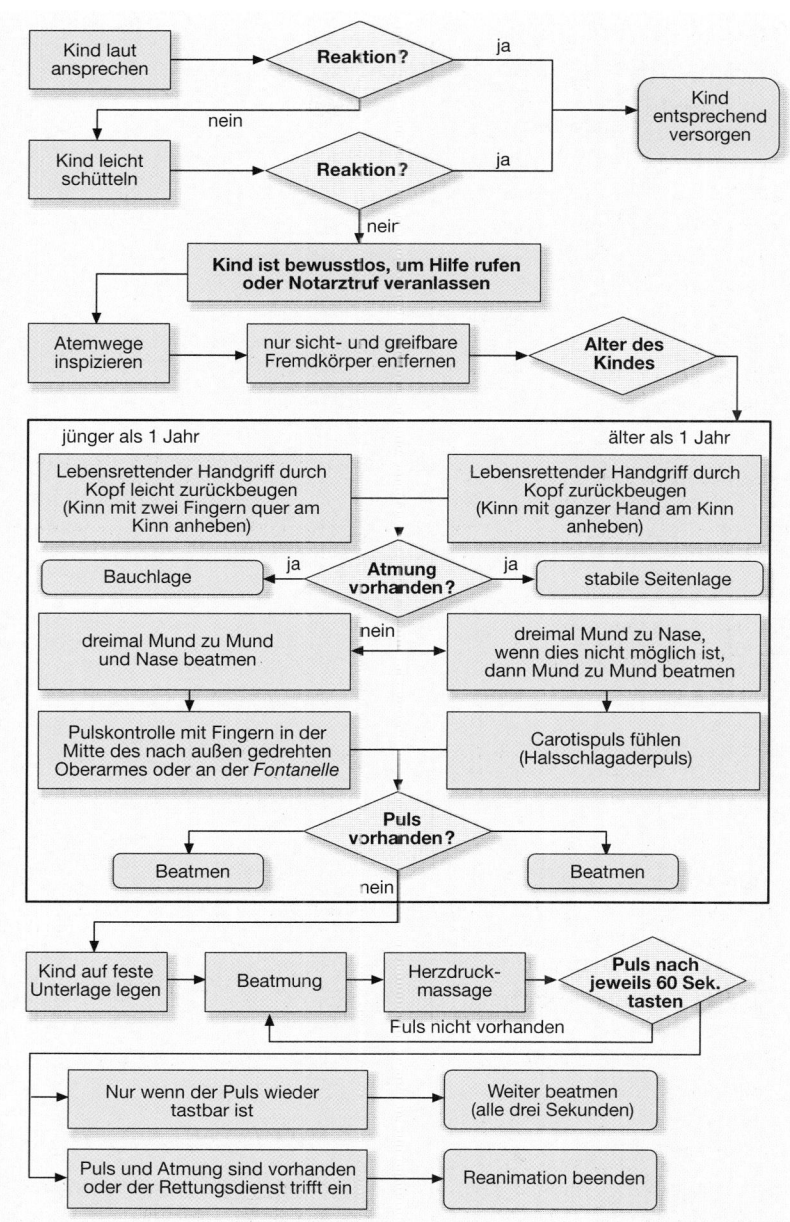

▶ *Abb. 27: Reanimationsablauf bei Kindern*

Plötzlicher Kindstod
(Sudden Infant Death Syndrome)

Der Plötzliche Kindstod (SIDS) ist ein bisher noch ungeklärtes Phänomen, über dessen mögliche Ursachen nur durch Erforschung von Statistiken einige Hypothesen aufgestellt werden konnten. Wahrscheinlich gibt es beim SIDS nicht nur *einen* Auslöser, sondern mehrere Faktoren, die zusammenkommen. Wird ein Kindstod aufgeklärt, kann er wissenschaftlich nicht mehr dem Plötzlichen Kindstod zugerechnet werden, da er ja nun durch ein einzelnes, bestimmtes Geschehen erklärt werden konnte.

Der Plötzliche Kindstod ist ein unerwartet und plötzlich eintretender Tod im Säuglings- und seltener im Kleinkindalter. Es kommen zwei bis drei Fälle pro tausend Lebendgeburten vor, was in den alten Bundesländern etwa viertausend Fällen pro Jahr entspricht.

Das häufigste Vorkommen liegt zwischen dem zweiten und dem sechsten Lebensmonat. Männliche Kinder sind seltsamerweise öfter betroffen (60 %). Im Winter tritt der Plötzliche Kindstod häufiger auf als im Sommer.

Mögliche Ursachen sind:
- Infektionskrankheiten
- Entwicklungsstörungen des zentralen Nervensystems
- Störungen des Atemzentrums
- Kinder, die in der Bauchlage zum Schlafen gelegt werden

Risikogruppen:
- kleine Frühgeborene
- Kinder in der Bauchlage
- Kinder, bei denen schon einmal ein Atmungsnotfall aufgetreten ist
- mangelnde Vorsorgeuntersuchungen
- Geschwister von SIDS-Kindern
- passives Mitrauchen der Kinder oder Kinder von in der Schwangerschaft rauchenden Müttern
- drogenabhängige Mütter (hier bitte nicht nur an illegale Drogen denken!)
- vollständiger Stillverzicht
- Kinder, die im Schlaf stark schwitzen

Wie bereits oben erwähnt handelt es sich hier nur um statistische Beobachtungen, die eine gewisse Auffälligkeit an den Tag legen. Wieso diese Faktoren Risiken darstellen, ist zurzeit noch ungeklärt.

Vorbeugemaßnahmen:
- Nehmen Sie alle Vorsorgeuntersuchungen während der Schwangerschaft und die Untersuchungen für das Kind gewissenhaft wahr.
- Achten Sie auf die Atmung Ihres Kindes. Teilen Sie Ihrem Arzt Auffälligkeiten mit.
- Vermeiden Sie die Bauchlage bis zu einem Alter von sechs Monaten. Ausnahme: Ihr Arzt rät aus medizinischem Grund dazu.
- Bei Angehörigkeit zu einer Risikogruppe sollten Sie das Ausleihen eines Heimmonitors erwägen. Auskünfte hierzu erteilt Ihnen Ihr Kinderarzt, Ihre Krankenkasse oder die Gesellschaft zur Erforschung des Plötzlichen Kindstodes (GEPS).
- Üben Sie zuhause den Notfall. **Nehmen Sie jedoch KEINE Herz-Lungen-Wiederbelebung übungshalber an Ihrem Kind vor!**
- Nehmen Sie an Kindernotfallkursen der Hilfsorganisationen teil.
- Beobachten Sie Ihr Kind aufmerksam, aber hüten Sie sich vor unnötiger Panik und überinterpretieren Sie nicht jede kindliche Veränderung.

Weitere Auskünfte zu diesem Thema erhalten Sie in Form von Einzelberatungen und Literatur von der Gesellschaft zur Erforschung des plötzlichen Kindstodes (GEPS) (Adressen siehe Seite 75).

Elektrounfall

Elektrounfälle sind häufig bei Kindern, da die Neugier, „was denn da aus den Löchern in der Wand herauskommt", sehr groß ist. Oftmals werden Gegenstände wie Schrauben, Nägel etc. hineingesteckt.

Es kann im Bereich des Stromein- und -austritts beim Kind zu Verbrennungen kommen (Versorgung siehe Kapitel „Verbrennungen" Seite 47). Als weitere Folge ist ein Herzkammerflimmern durch die Einwirkung des Fremdstromes von außen auf das Reizleitungssystem des Herzens und damit ein Kreislaufstillstand möglich. *Beachten Sie als Allererstes die Eigensicherung und schalten Sie den Strom ab!*

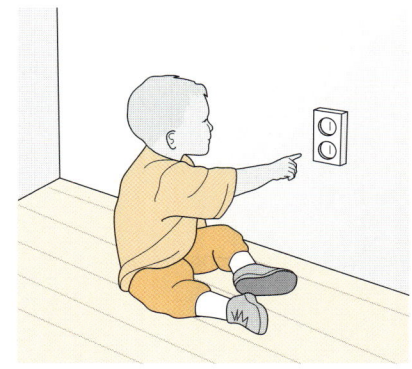

► *Abb. 28: Kindersicherungen schützen vor Elektrounfällen*

Wenn Ihnen auch noch etwas passiert, kann Ihrem Kind niemand mehr helfen. Probieren Sie nicht lange aus, welche Sicherung wohin gehört, sondern schalten Sie möglichst alle auf einmal ab. Beachten Sie jedoch, dass dann auch drahtlose Telefone und Telefonanlagen nicht mehr funktionieren können. Führen Sie die ABC-Maßnahmen durch, nachdem der Strom abgeschaltet ist.

Sollte Ihr Kind den Stromunfall noch einmal glimpflich – also ohne Herz-Atem-Stillstand – überstanden haben, rufen Sie trotzdem den Rettungsdienst oder suchen Sie einen Arzt oder Krankenhaus auf, da auch hier innerhalb der nächsten Stunden noch Spätfolgen auftreten können!

Schock

Der Schock ist ein Missverhältnis zwischen angebotener und benötigter Blutmenge, das lebensbedrohliche Ausmaße annehmen kann!

Ursachen für diesen Blutmangel können *direkt* oder *indirekt* sein.

Direkte Ursachen
Blutverlust nach innen oder nach außen durch Verletzungen.

Indirekte Ursachen
1. Momentanes Versacken von Blut durch plötzliche Weitstellung von Blutgefäßen, sodass das Blut sich zwar noch in den Blutgefäßen befindet, dem Kreislauf aber momentan nicht zur Verfügung steht. Es handelt sich also um eine Verteilungsstörung.
2. Flüssigkeitsverluste, zum Beispiel starkes Erbrechen, starker Durchfall, starkes Schwitzen, Verbrennungen etc.

Mögliche Schockursachen:
- Blutverlust durch innere oder äußere Blutungen
- hohe Flüssigkeitsverluste, zum Beispiel durch starken Durchfall, Erbrechen oder Schwitzen. Vor allem bei Kindern können solche Flüssigkeitsverluste relativ schnell zum Schock oder zumindest zu einem schockähnlichen Zustand führen.
- Schmerzen
- allergische (anaphylaktische) Reaktion
- Verbrennung
- Vergiftung
- Verletzung der Wirbelsäule
- akute Herzerkrankungen
- psychische Einwirkungen, wie zum Beispiel Schreck oder Angst

Hieraus lässt sich erkennen, dass alle akuten Erkrankungen oder Verletzungen direkt oder indirekt zum Schock führen können. Wichtig ist deshalb, dass man die Schocksymptome und die Schockmaßnahmen kennt.

Schockgeschehen:

Egal wie nun der Schock entstanden ist, der Folgemechanismus ist immer der gleiche. Der Schock kann zu einem akut lebensbedrohlichen Zustand werden, der durch mehrere Komponenten verursacht wird. Zunächst versucht der Körper den Blutverlust auszugleichen, indem er das weniger vorhandene Blut schneller in Umlauf bringt. Die Folge ist eine Erhöhung der Herzfrequenz, der Puls wird schneller. Hält diese Störung weiter an, so wird der Kreislauf zentralisiert, das heißt es werden nur noch lebensnotwendige Körperregionen gut durchblutet, weniger notwendige werden kaum noch durchblutet. Bei starken Flüssigkeitsverlusten (zum Beispiel Durchfall, Erbrechen, Schwitzen) muss zusätzlich mit einer Eindickung des Blutes gerechnet werden!

Im Schockzustand werden so demnach große Körperregionen nur noch unzureichend mit Blut und damit mit Sauerstoff versorgt, was zum Absterben von Zellen führt. Wird der Schockzustand nicht durch fremde Hilfe von außen durchbrochen, kann es zum Tod durch Ausfall lebenswichtiger Organe kommen.

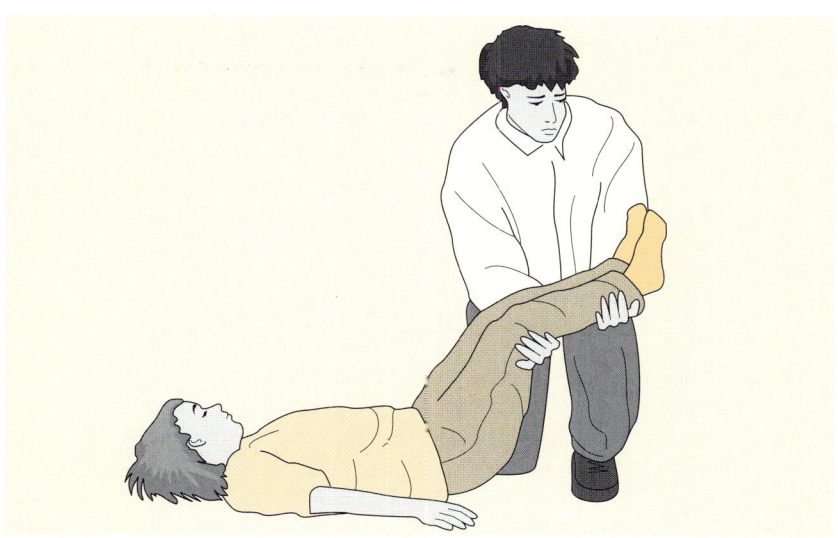

▶ *Abb. 29: Schocklage*

Schocksymptome:
- auffallende Blässe
- Verwirrtheit, Angst, Unruhe
- Frieren
- kalter Schweiß auf der Haut
- schneller, schlecht tastbarer Puls, der am Handgelenk/Oberarm evtl. gar nicht mehr tastbar ist

Schockmaßnahmen:
- Schockursache erkennen und wenn möglich beseitigen. Blutungen stillen, bei Flüssigkeitsverlust zu trinken geben, Verbrennungen kühlen, Giftstachel von Insekten entfernen usw.
- Wärmeerhalt sichern. Patient zudecken und auf trockene Unterlage legen.
- Patient beruhigen, Schaulustige fern halten.
- Schocklage durchführen (Abb. 29) Beine bei erhaltenem Bewusstsein etwa 30 cm hochlegen. Die Schocklage darf nicht durchgeführt werden, wenn Herzanfälle, Atemnot, Kopfverletzungen oder gebrochene Beine vorliegen.
- Notruf!

Wundversorgung

Kleinere Verletzungen

Bei jeder Verletzung, egal ob sie groß oder klein ist, besteht ein Infektionsrisiko, und es entstehen Schmerzen. Kleine Wunden können hierbei weit schmerzhafter sein als große. Die Schürfung am Knie wird, obwohl sie kaum blutet, mehr schmerzen als die Schnittwunde, die stark blutet. Bei größeren Verletzungen kommt zum Blutverlust und zum Schmerz noch die erhöhte Infektionsgefahr hinzu. Bei Kindern muss beachtet werden, dass ein Blutverlust wesentlich bedrohlicher als bei Erwachsenen ist. Ausgetretene Blutmengen abzuschätzen ist fast unmöglich. Daher gilt: Bei stark blutenden Wunden sofort Blutstillungs- und Schockmaßnahmen ergreifen und den Rettungsdienst rufen, kleinere Wunden steril abdecken und zum Haus- oder Unfallarzt gehen.

Achten Sie auf eine Tetanusimpfung gegen Wundstarrkrampf. Da niemand wegen jedes kleinen Kratzers, die ja gerade bei Kindern nicht selten sind, sofort zum Arzt geht, wird bei Kindern eine vorbeugende Impfung zwingend erforderlich. Die Infektion ist nicht abhängig von der Größe der Wunde, und auch in organischen Trägern wie Pferdemist, Tierspeichel, Gartenerde usw. kommt das Virus vor. Der Wundstarrkrampf geht auch heute noch zu etwa 40 % tödlich aus und stellt ein sehr bedrohliches Krankheitsbild dar!

Jede Wunde soll mit einem fachgerechten Verband versorgt werden, der aus drei Bestandteilen bestehen muss:
- Sterile Wundauflage,
- Polsterung und
- zur Befestigung dienendes Verbandmaterial

Die Wundauflage schützt vor Verschmutzung, unterstützt die Blutstillung, saugt Wundabsonderungen auf und verhindert eine weitere Schädigung der Wunde. Bei dem Auflegen einer Wundauflage ist sorgfältig darauf zu achten, dass sie durch den Helfer keimarm behandelt wird, d.h. sie sollte weder an der Auflageseite berührt noch nach dem Öffnen der Verpackung beiseite gelegt oder „angesprochen" beziehungsweise „angehaucht" werden.

Suchen Sie einmal Ihren Verbandkasten und überprüfen Sie ihn. Sind noch alle Teile vorhanden? Ist das Material schon völlig überaltert? Kleben die mit Klebeflächen versehenen Verbandstoffe (Pflaster, Wundschnellverband) noch? Häufig sind, gerade bei Autofahrern, regelrechte Verbandkastenfossilien anzutreffen. Die Investition für einen neuen Verbandkasten lohnt sich. Beschaffen Sie sich einen solchen Verbandkasten nicht nur für Ihr Auto, sondern auch für die Wohnung. Legen Sie ihn im Auto an eine Stelle, wo er nicht zu stark der Hitze ausgesetzt ist, man ihn auch nach einem Auffahrunfall noch finden kann (also nicht im Kofferraum) und wo er bei einem Aufprall nicht durch den Fahrgastraum fliegt und paradoxerweise zum vielleicht tödlichen Geschoss werden kann (Hutablage).

Verbandmittel

Schauen Sie sich die Materialien einmal an. Sie sollten unter anderem finden:

Mullbinden die nur zur Fixierung von keimfreien Wundauflagen dienen, also nicht direkt auf die Wunde aufgebracht werden sollen

Dreiecktücher: ebenfalls nur zur Befestigung von keimfreien Wundauflagen, nicht direkt auf dieWunde legen

Zellstoffmullkompressen viereckige, 10 x 10 cm große, steril verpackte Kompressen, mit denen sie relativ einfach Wunden versorgen können

Verbandpäckchen: Zellstoffmullkompressen, bei denen die Mullbinde bereits angebracht ist. Einfachere Handhabung, weil nur eine Packung aufgerissen werden muss

Verbandtuch: großflächiges, steriles Tuch für die Versorgung aller großflächigen Wunden

Heftpflaster: ebenfalls nur zur Befestigung anderer Verbandmittel und zum Herstellen einfacher Pflasterverbände wie Rahmen- oder Streifenverband (Abb. 30)

Wundschnellverband zur Versorgung kleiner Bagatellverletzungen
Rettungsdecke Folie gold/silber zum Schutz des Patienten vor Unterkühlung
(kann durchaus eine Wolldecke ersetzen und ist neuerdings Pflicht im Kfz-Verbandkasten)

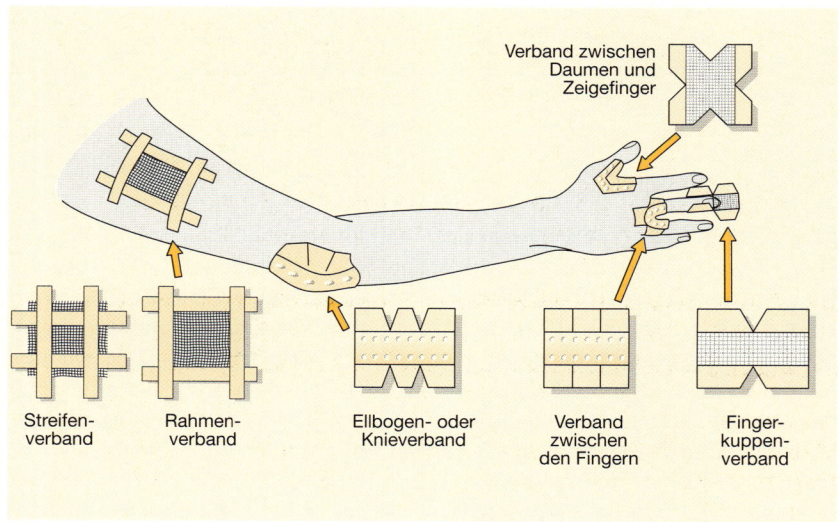

▶ *Abb. 30: Pflasterverbände*

Nicht stark blutende Wunden können Sie ganz einfach mit einem Pflasterverband versorgen oder wie z. B. größere Schürfwunden mit einer Zellstoffmullkompresse keimfrei bedecken und mit Heftpflaster die Kompressenränder überkleben.

Verwenden Sie zur Wundversorgung auf keinen Fall Papiertaschentücher! Diese lösen sich sehr schnell auf und verunreinigen die Wunde.

Wunddesinfektion
Eine vom Ersthelfer durchgeführte Wunddesinfektion kann die Tetanusimpfung nicht ersetzen. Größere Wunden und solche, in denen Fremdkörper stecken, müssen auf jeden Fall dem Arzt gezeigt werden! Verwenden Sie auf keinen Fall Jod. Bei der Jodanwendung ist die Gefahr eines lebensbedrohlichen anaphylaktischen Schocks zu groß. Unbedenklich zur Wunddesinfektion durch Ersthelfer ist Alkohol, der allerdings auf der Wunde stark brennt und daher bei Kindern weniger geeignet ist. Sprechen Sie über empfehlenswerte Wunddesinfektionsmittel mit Ihrem Kinderarzt oder Apotheker.

Größere Wunden

Stark blutende Wunden werden mit einem Druckverband versorgt. Als Verbandmaterial können Sie z. B. ein Verbandpäckchen oder eine Dreiecktuchkrawatte mit untergelegter Zellstoffmullkompresse verwenden.

Beim *Druckverband mit Verbandpäckchen* legen Sie die Kompresse (wie in Abb. 31) auf die Wunde und umwickeln sie mit einer Mullbinde mit zwei Bindengängen. Dann legen Sie auf die Kompresse, direkt über die Wunde, ein Druckpolster. Das nicht ausgepackte Druckpolster (nicht ausgepackt, weil es sich nicht vollsaugen soll) muss aus weichem, elastischem Material bestehen, zum Beispiel ein anderes Verbandpäckchen. Unter vermehrtem Zug wird nun der Rest der Mullbinde um das Druckpolster herumgewickelt; achten Sie darauf, dass Verband trotzdem nicht zu fest wird! Fragen Sie den Patienten, ob der Zug zu stark ist, prüfen Sie (falls es sich um eine Wunde am Arm handelt), ob am Handgelenk noch ein Puls zu spüren ist. Der Puls muss noch tastbar sein! Schließen Sie den Verband

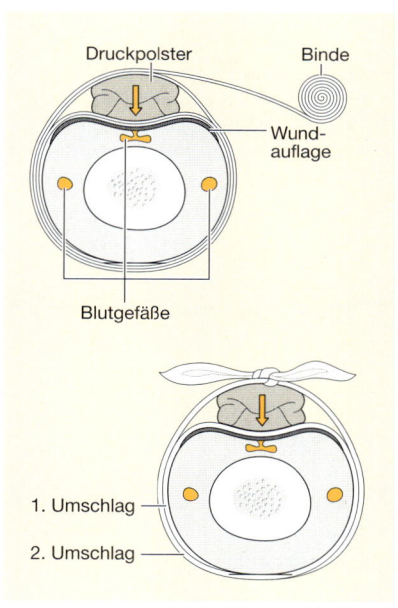

▶ *Abb. 31: Anlegen eines Druckverbandes*

ab, indem Sie das Ende der Mullbinde auf dem Druckpolster verknoten oder kleben Sie das Bindenende mit Heftpflaster fest.

Beim *Druckverband* mit Dreiecktuch legen Sie eine Zellstoffmullkompresse auf die Wunde, darüber wieder ein elastisches Druckpolster und binden nun dieses Paket mit einem zusammengelegten Dreiecktuch, einer so genannten „Dreiecktuchkrawatte" fest. Verknoten Sie den Verband auf dem Druckpolster.

Sollte ein Druckverband *durchbluten,* so legen Sie über dem ersten Druckverband einen zweiten Druckverband an.

Abbindungen sollen von Laien auf keinen Fall durchgeführt werden! Überlassen dies dem Fachpersonal.
Mit falscher Abbindung können schwerste Schäden an Blutgefäßen und Nerven entstehen. Praktisch jede Blutung lässt sich mit genügend Druck auf die Wunde zum Stillstand bringen! An Körperteilen, an denen das Anbringen eines

Druckverbandes schwierig oder unmöglich ist (Hals, Bauch, Brust, Rücken), werden Zellstoffmullkompressen mit der flachen Hand auf die Wunde gedrückt.

Abdrücken

Sollten Sie eine Blutung nicht sofort mit einem Druckverband versorgen können, dann drücken Sie zwischen Herz und Wunde entweder am Oberarm oder am Oberschenkel in der Leistenbeuge ab. Das Abdrücken eines Blutgefäßes ist bei weitem nicht so schädlich wie das Abbinden.

Bei Säuglingen und kleineren Kindern sollte versucht werden, mit einer Hand den Arm/das Bein zu umfassen und dadurch die Blutgefäße gegen den Oberarm/Oberschenkelknochen zu drücken.

Bei größeren Kindern gehen Sie wie folgt vor:

Bei Verletzungen am Ober- oder Unterarm drücken Sie am Oberarm zwischen der Ober- und Unterarm-muskulatur (Bizeps und Trizeps) ab, indem Sie Ihre Hand von unten um den Oberarm legen und mit Ihren Fingern die Arterie und Vene gegen den Oberarmknochen drücken (Abb. 32). Linker Arm wird mit der linken Hand, rechter Arm mit der rechten Hand abgedrückt. Am Unterarm ist diese Maßnahme nicht möglich, da hier zwei Knochen (Elle und Speiche) vorhanden sind.

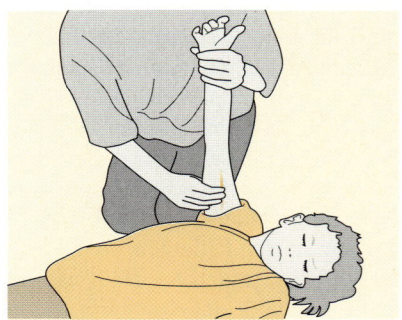

► *Abb. 32: Abdrücken der Oberarmschlagader*

Legen Sie den Patienten auf den Boden, im Sitzen ist die Gefahr zu groß, dass er fällt.

Beim Abdrücken am Bein ist die Grundsituation eine andere. Knien Sie in Höhe des Oberkörpers des Patienten an der gegenüberliegenden Seite der Abdruckstelle und drücken Sie mit beiden Daumen das Blutgefäß in der Leistenbeuge ab (Abb. 33).

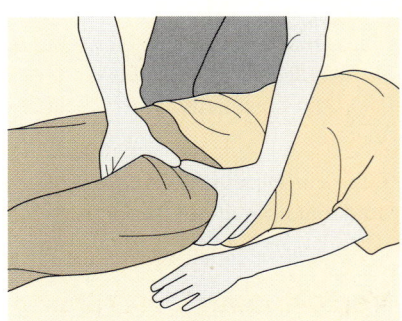

► *Abb. 33: Abdrücken der Oberschenkelschlagader*

Fremdkörper in Wunden

Fremdkörper, egal wie groß und welcher Art, dürfen nicht vom Ersthelfer entfernt werden. Denn durch eine unsachgemäße Entfernung eines Fremdkörpers durch den Ersthelfer könnte die Wunde vergrößert werden, es könnten kleinere Fremdkörper versehentlich in der Wunde verbleiben und die Wunde könnte zudem zusätzlich infiziert werden. Jeder Fremdkörper hat in der Wunde auch einen Abdichtungseffekt, beim Herausziehen würde sich die Blutung wahrscheinlich verstärken. Selbstverständlich kann auf eine Wunde mit einem darin steckenden Fremdkörper kein Druckverband angelegt werden. In diesem Fall erfolgt die Blutstillung an Armen und Beinen durch Abdrücken, falls überhaupt nötig. In jedem Fall muss der Fremdkörper mit einer sterilen Auflage überdeckt und seitlich so abgepolstert werden, dass er nicht versehentlich in der Wunde hin- und her bewegt wird. Dazu können Sie über die sterile Auflage (z. B. Verbandtuch) links und rechts je ein Verbandpäckchen als Polster anlegen und dann mit Pflasterstreifen fixieren.

1. **Wunden nicht berühren oder an ihnen manipulieren:**
   Die spätere Beurteilung der Wunde durch einen Arzt muss erhalten bleiben
2. **Kein Desinfektionsmittel in Wunden**
   Wird das Umfeld einer Wunde vor dem Verbinden gereinigt, darf kein Desinfektionsmittel in die Wunde gelangen (der darin enthaltene Alkohol brennt in der Wunde)
3. **Fremdkörper nicht entfernen**
   sondern mit Verbandmaterial in ihrer Position fixieren, sodass ein Verschieben, Herausfallen oder weiteres Eindringen verhindert wird.
4. **Spitze Fremdkörper in Wunden**
   umpolstern und darauf achten, dass kein Druck ausgeübt wird.
5. **Hausmittel**
   wie Puder, Salben usw. haben in und auf Wunden nichts zu suchen

Nasenbluten

Sorgen Sie beim Nasenbluten dafür, dass das Blut ungehindert ablaufen kann. Der Kopf wird also *nach vorne* gebeugt, zusätzlich sollten kalte Umschläge in den Nacken und auf die Stirn gelegt werden.

Verbrennung/Verbrühung

Eine Verbrennung ist eine in Tiefe und Fläche unterschiedlich stark entwickelte Haut und Gewebszerstörung durch Hitzeeinwirkung verschiedenster Art.

Das heißt also, dass eine Verbrennung nicht nur durch offene Flammen, sondern genauso am Elektroherd, durch Reibungshitze oder Sonneneinstrahlung möglich wird. Eine Verbrühung entsteht durch heiße Flüssigkeiten oder Dämpfe. Es handelt sich um kein auf die Hautoberfläche beschränktes Phänomen, sondern die Hitze dringt auch in tiefe Gewebeschichten ein.

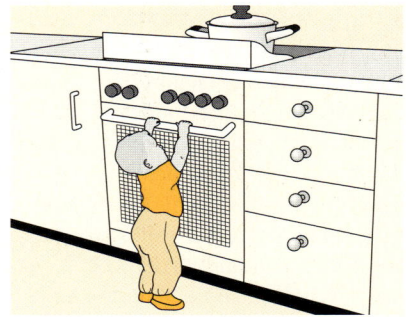

▶ *Abb. 34: Vor Verbrennungen oder Verbrühungen schützt ein Herdschutz oder Backofengitter*

Erkennen

- Wir unterscheiden drei Grade der Verbrennung und Verbrühung:
1. Grad: Hautrötung, Schwellung, Schmerz
2. Grad: zusätzlich Blasenbildung
3. Grad: Offene Wunden, Gewebe und Nervenenden zerstört, kein Schmerz

Gefahren

- Durch die Gewebszerstörung kommt es bei einer Verbrennung ab dem 2. Grad zu einer hohen Infektionsgefahr, bedingt durch das Freiwerden von Zellflüssigkeit, zu einem hohen Flüssigkeitsverlust, zu starken Schmerzen und durch das Entstehen von Verbrennungsrückständen zu einer Ansammlung von Giftstoffen, die nierenschädigend sind.
- Bedingt durch Schmerzen, Flüssigkeitsverlust und Bildung von Giftstoffen kommt es zur raschen Entstehung eines Schocks!

Maßnahmen

- Sollte die Kleidung des Betroffenen noch brennen, so steht das Löschen der Kleidung natürlich im Vordergrund.
- Hierzu verwenden Sie am besten Wasser, was aber selten sofort zur Verfügung steht.
- Haben Sie Wasser nicht zur schnellen Verfügung, so werfen Sie den Brennenden zu Boden und ersticken Sie die Flammen mit einer Decke oder einem Kleidungsstück, welches aber nicht aus Synthetikmaterial bestehen darf, da ansonsten der Stoff schmilzt und auf der Haut des Opfers wie auch des Helfers schwerste Verbrennungen hinterlässt.
- Steht beides nicht zur Verfügung, können Sie notfalls auch – aber nur als letztes Mittel der Wahl – einen Feuerlöscher verwenden, das Löschpulver darf aber nicht in Mund, Augen oder Nase gelangen.
- Verwenden Sie keinen Kohlensäurelöscher (steht auf dem Behälter), da der Patient sofort ersicken würde.

Nach dem Löschen der Kleidung ist das Abkühlen die wichtigste Erste-Hilfe-Maßnahme. Durch eine rasche Kühlung in regelmäßigen Intervallen können Verbrennungen sehr stark vermindert werden.

Kühlen Sie mit möglichst fließendem kalten Wasser. An Armen und Beinen gilt: Kühlen und Warten in gleichen Intervallen. Am Rumpf gilt: Die Wartezeit ist doppelt so lange wie die Kühlintervalle Nicht mehr als drei bis fünf Minuten ununterbrochen kühlen, da es sonst zur Unterkühlung kommen kann. Notfalls können auch andere kalte Flüssigkeiten (auch Meerwasser) verwendet werden. Die Infektionsgefahr steht hier absolut im Hintergrund! Gegen eine Infektion können später in der Klinik noch vorbeugende Maßnahmen ergriffen werden. Denn ist die Hitzeeinwirkung nicht schnellstens durch kaltes Wasser oder Flüssigkeit aufgehoben, so entstehen schwerste, auch in die Tiefe gehende Gewebeschäden und der Schock wird verschlimmert.

Falls notwendig kann der Betroffene auch am ganzen Körper gekühlt werden, indem man ihn zum Beispiel in die Badewanne legt und abbraust. Sobald es dem Betroffenen zu kalt wird, unterbrechen Sie die Kühlung. Das Wasser darf, falls möglich, auch leicht temperiert sein, um die Mikrozirkulation der Haut weiter zu ermöglichen.

Rufen Sie den Rettungsdienst! Gerade bei Kindern sind bereits Verbrennungen von 9 % der Körperoberfläche (das entspricht der Oberfläche eines Armes) lebensbedrohlich!

Wenn Sie gekühlt haben und der Rettungsdienst noch nicht da sein sollte, decken Sie die verbrannte Körperfläche mit einem *sterilen Verbandtuch* ab. Auf der Haut *eingeschmolzene Synthetikkleidung* darf nicht entfernt werden! Kühlen Sie einfach darüber. Stechen Sie wegen der Infektionsgefahr niemals *Brandblasen* auf. Hausmittel, wie Mehl, Eigelb, Joghurt, Quark, Zahnpasta oder Ähnliches sind absolut verboten.

Um eine möglichst exakte Bestimmung der verbrannten Körperoberfläche vornehmen zu können wurde die so genannte Neunerregel nach Wallace entwickelt.

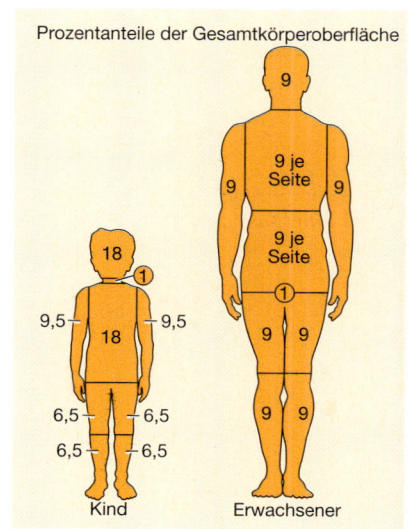

Prozentanteile der Gesamtkörperoberfläche

▶ *Abb. 35: Bestimmung der verbrannten Körperoberfläche*

49

Die verbrannte Fläche in Zusammenhang mit der Verbrennungstiefe ist entscheidend für die weitere Versorgung und den Verlauf des sich entwickelnden Schocks. Auf jeden Fall kann man sich merken:

- 10 % zweitgradig oder
- 20 % erstgradig verbrannter Haut bei einem Kind können lebensbedrohlich sein!
- Die Handfläche eines Menschen entspricht 1 % seiner Körperoberfläche.

Verbrennungsgrad	1. Grad	2. Grad	3. Grad
Betroffenes Gewebe:	Verbrennung der oberen Hautschichten	Verbrennung bis in die Lederhaut	Völlige Zerstörung der Haut, teilweise bis ins Muskelgewebe und zum Knochen
Symptome:	Hautrötung Schwellung Schmerz	wie beim 1. Grad, jedoch zusätzlich Blasenbildung	Am Rand wie bei 3. Grad, sonst: Verkohlung und Verkochung des Gewebes, tiefe Brandwunden
Schmerzen:	vorhanden	vorhanden	das Gebiet der drittgradigen Verbrennung ist schmerzfrei
Heilungsaussichten:	völlige Regeneration des Gewebes ohne Narben	Regeneration erfolgt in der Regel, soweit die Keimschicht nicht angegriffen ist	im betroffenen Gebiet ist keine Regeneration möglich

Klimabedingte Notfälle

Hitzschlag

Er entsteht durch eine Hitzestauung im Körper, bedingt durch unzweckmäßige Kleidung und bei sehr heißem Wetter verbunden mit hoher Luftfeuchtigkeit. Der Schweiß wird von der feuchten Luft nicht mehr aufgenommen, die Schweißbildung wird vom Körper eingestellt, der Körper überhitzt.

Erkennen

- heiße, trockene Haut
- sehr hohe Körpertemperatur
- Schwindel
- Bewusstseinsstörung
- Schocksymptomatik

Gefahren

- Verschiebung des Wasser-Elektrolyth-Haushalts
- Anstieg der Körpertemperatur auf über 41 °C
- Bewusstlosigkeit
- Kreislaufversagen

Maßnahmen

- ABC-Maßnahmen
- in den Schatten bringen
- Kleidung lockern oder entfernen
- mit feuchten Tüchern kühlen
- bei vorhandenem Bewusstsein
  - salzhaltige Flüssigkeit zu trinken geben (1 TL. Salz auf 1 Liter Wasser)
  - Oberkörper hochlagern um Hirndruck zu vermeiden
- bei Bewusstlosigkeit mit vorhandener Atmung und Puls
  - stabile Seitenlage
- bei Bewusstlosigkeit ohne Atmung mit noch tastbarem Puls
  - Atemspende
- bei Bewusstlosigkeit ohne Atmung und ohne Puls
  - Herz-Lungen-Wiederbelebung (Reanimation)
- Notruf

Hitzeerschöpfung (Hitzeschock)

Durch starkes Schwitzen, große körperliche Belastung und unzweckmäßige Kleidung kommt es zu einem hohen Wasserverlust, der nicht entsprechend ausgeglichen wurde. Das heißt, es wurde mehr Flüssigkeit verloren als der Betroffene durch Trinken wieder aufnehmen konnte. Diese Störung des Wasserhaushaltes kann zum Schock oder zumindest einem schockähnlichen Zustand führen.

Erkennen

- auffallende Blässe
- normale bis mäßig erhöhte Körpertemperatur
- kalter Schweiß
- Frösteln
- Schockzeichen

Gefahren

- große Wasser- und Salzverluste
- Bewusstlosigkeit
- Kreislaufversagen

Maßnahmen

- ABC-Maßnahmen
- in den Schatten bringen
- Kleidung lockern oder entfernen
- u. U. Wärmeerhalt
- bei vorhandenem Bewusstsein
  - salzhaltige Flüssigkeit zu trinken geben (1 TL. Salz auf 1 Liter Wasser)
  - Oberkörper hochlagern um Hirndruck zu vermeiden
- bei Bewusstlosigkeit mit vorhandener Atmung und Puls
  - stabile Seitenlage
- bei Bewusstlosigkeit ohne Atmung mit noch tastbarem Puls
  - Atemspende
- bei Bewusstlosigkeit ohne Atmung und ohne Puls
  - Herz-Lungen-Wiederbelebung (Reanimation)
- Notruf

Sonnenstich

Er entsteht durch lange, direkte Sonneneinwirkung auf den Kopf. Hellhäutige Menschen sind schneller davon betroffen als dunkelhäutige. Besonders Kleinkinder und ältere Kinder oder Erwachsene mit wenig Haaren unterliegen einem höheren Risiko, aber auch Personen, die in der Sonne eingeschlafen sind.

Da die Mechanismen zur Regulation der Körpertemperatur noch normal funktionieren, ist die Körpertemperatur auch normal, während es im Schädel zum Hitzestau und somit zur Hirnhautreizung kommt.

Typisch beim Sonnenstich ist die Zeitverzögerung. Meist treten die Symptome in der Nacht auf.

Erkennen

- hochroter, heißer Kopf
- kühle Körperhaut
- normale Körpertemperatur
- Kopfschmerzen
- Übelkeit
- Erbrechen
- Schwindel
- Bewusstlosigkeit
- Nackensteifigkeit

Gefahren

- Hirndruck
- Bewusstlosigkeit
- Kreislaufstillstand

Maßnahmen

- ABC-Maßnahmen
- in den Schatten bringen
- Kleidung lockern oder entfernen
- Kopf mit kalten Umschlägen kühlen
- u. U. Wärmeerhalt
- bei vorhandenem Bewusstsein
  - salzhaltige Flüssigkeit zu trinken geben (1 TL. Salz auf 1 Liter Wasser)
  - Oberkörper hochlagern um Hirndruck zu vermeiden
- bei Bewusstlosigkeit mit vorhandener Atmung und Puls
  - stabile Seitenlage
- bei Bewusstlosigkeit ohne Atmung mit noch tastbarem Puls
  - Atemspende
- bei Bewusstlosigkeit ohne Atmung und ohne Puls
  - Herz-Lungen-Wiederbelebung (Reanimation)
- Notruf

	Hitzschlag	Hitzeerschöpfung	Sonnenstich
Ursache:	körperliche Belastung bei feucht-schwüler Witterung	körperliche Belastung, unzweckmäßige Kleidung bei großer Hitze	direkte Sonneneinstrahlung auf den Kopf
Erkennen:	hochroter, heißer Kopf, heiße, trockene Haut	auffallende Blässe, regelrechte Körpertemperatur	hochroter, heißer Kopf, kühle Körperhaut
typische Symptome:	Überwärmung	Schocksymptomatik, Muskelzittern, evtl. Muskelkrämpfe	Nackensteifigkeit, starke Kopfschmerzen
Temperatur:	Fieber über 41 °C	regelrechte Körpertemperatur	kühle Körperhaut
Atmung:	schnell, flach	schnell, flach	normal
Puls:	schnell, flach	schnell, flach	anfänglich normal bis langsam, später schnell, flach
Maßnahmen:	ABC-Maßnahmen, in Schatten bringen, Kleidung öffnen, Kühlen des gesamten Körpers, Lagerung je nach Bewusstseinslage	ABC-Maßnahmen, in Schatten bringen, Kleidung öffnen, evtl. Wärmeerhalt, Lagerung je nach Bewusstseinslage	ABC-Maßnahmen, in Schatten bringen, Kleidung öffnen, Kühlen des Körpers, Lagerung je nach Bewusstseinslage

Unterkühlung

Zu Unterkühlungen kann es bereits ab +6 °C Außentemperatur kommen. Durch Wasser, Wind oder Kälte wird dem Körper Wärme entzogen.

Erkennen

- Auch hier werden vier Grade unterschieden
- 1. Grad: (bis 33 °C Körpertemperatur) Frieren, Gänsehaut, blaue Lippen, Kältezittern, schneller Puls, tiefe Atmung
- 2. Grad: (33 bis 30 °C Körpertemperatur) Müdigkeit, Mattigkeit, Kraftlosigkeit der Arme und Beine, flache, unregelmäßige Atmung, langsamer Puls, Muskelsteife
- 3. Grad: (30 bis 27 °C Körpertemperatur) Bewusstlosigkeit, Puls kaum tastbar, Herzrhythmusstörungen
- 4. Grad: (unter 27 °C Körpertemperatur) Herzrhythmusstörungen, Kreislaufstillstand

Gefahren

- Gewebeschäden durch Unterkühlung
- Bewusstlosigkeit
- Kreislaufstillstand

Maßnahmen

- ABC-Maßnahmen
- keine unnötige Bewegung oder Lageveränderung durchführen, da sonst kaltes Blut aus Armen und Beinen mit warmem Kernblut des Körperstammes vermischt wird und es zu einem weiteren Absinken der Körpertemperatur kommt
- keine körperliche Anstrengung, keine plötzliche Erwärmung
- Patient warm zudecken (keine punktuelle Erwärmung mit Wärmflasche oder Heizkissen)
- bei vorhandenem Bewusstsein
  - heiße, gesüßte Getränke zu trinken geben (kein Alkohol, durch Alkohol werden die Gefäße erweitert, es kommt zum weiteren Absinken der Körpertemperatur)
- bei Bewusstlosigkeit mit vorhandener Atmung und Puls
  - stabile Seitenlage
- bei Bewusstlosigkeit ohne Atmung mit noch tastbarem Puls
  - Atemspende
- bei Bewusstlosigkeit ohne Atmung und ohne Puls
  - Herz-Lungen-Wiederbelebung (Reanimation)
- Notruf

Bei Unterkühlten wird der Stoffwechsel auf ein Minimum herabgesetzt. Deshalb können Reanimationsversuche auch noch nach längerer Zeit zum Erfolg führen!

Augenverletzungen

Die einfachste Variante einer Augen-
verletzung ist sicherlich das Staub-
korn oder das Insekt im Auge. Einen
so einfachen Fremdkörper kann der
Ersthelfer selbst entfernen, indem er
mit der Ecke eines angefeuchteten
Stofftaschentuchs versucht das Staub-
korn oder Insekt in Richtung Nase
herauszureiben.

Andere Fremdkörper, zum Beispiel
Splitter, dürfen nicht vom Ersthelfer
selbst entfernt werden, sondern müs-

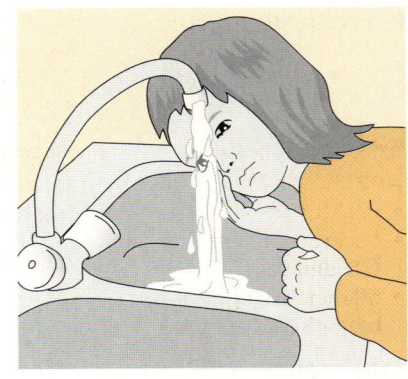

▶ *Abb. 36: Augenspülung*

sen vom Augenarzt versorgt werden. Selbst wenn der Splitter nicht im Auge
steckt, so muss doch mit Oberflächenverletzungen der Hornhaut gerechnet werden, die sofort versorgt werden müssen um das Augenlicht zu retten.

Erkennen
- verstärkter Tränenfluss
- Schmerzen (reiben oder
  brennen)
- Rötung

Gefahren
- Bleibende Schäden
- Verlust der Sehkraft
- in besonders schweren
  Fällen sogar Erblindung

Maßnahmen
- das verletzte Auge mit einer sterilen
  Auflage bedecken
- beide Augen mit Verband ruhig stellen
  (da sich die Augen synchron bewegen)
- lässt sich der Fremdkörper durch Anheben
  des Augenlides nicht entfernen, keine weiteren Versuche unternehmen und Fremdkörper durch Augenarzt entfernen lassen
- sollte *Säure* oder *Lauge* ins Auge gelangt
  sein, muss eine sofortige
  – Augenspülung durchgeführt werden
  – Nehmen Sie eine Kanne mit kaltem Was-
    ser und lassen Sie das Wasser von der Na-
    senwurzel langsam so in das offen
    gehaltene Auge laufen, dass es seitlich ab-
    fließen kann ohne in das gesunde
    Auge zu gelangen.
  – Der Patient soll ruhig liegen bleiben,
  – Das Auge kann auch unter einem Wasser-
    hahn wie in Abb. 36 ausgespült werden.
- rufen Sie auch bei Augenverletzungen den
  Rettungsdienst

Knochenbrüche

Es gibt offene und geschlossene Knochenbrüche. Erkennbar ist ein Knochenbruch durch so genannte sichere und unsichere Anzeichen.

Erkennen sicherer Anzeichen

- unnatürliche Haltung
- Verdrehung eines Gliedmaßes
- offener Bruch mit sichtbaren Knochenenden

Erkennen unsicherer Anzeichen

- Schmerzen
- Schwellung
- Bewegungsunfähigkeit

Gefahren

- Blutverlust durch innere oder äußere Blutung
- Infektion bei offenen Brüchen
- Schmerzen
- Schock.

Maßnahmen

- Finden Sie heraus, ob es sich um einen offenen oder geschlossenen Bruch handelt. Hierzu schneiden Sie die Kleidung über der betroffenen Stelle vorsichtig auf oder trennen Sie die Naht der Kleidung auf. Sollte sich die Bruchstelle im Fußbereich befinden, so lassen Sie die Schuhe des Verletzten an. Die Gefahr, beim Schuheausziehen die Bruchstelle zu verdrehen, ist zu groß.
- Bei offenen Brüchen ist eine schnellstmögliche sterile Abdeckung von größter Wichtigkeit.
- Verwenden Sie hierzu am besten das Verbandtuch.
- Machen Sie bei Knochenbrüchen keine Schienung, da Sie nicht über entsprechendes Schienmaterial verfügen.
- Stellen Sie das gebrochene Gliedmaß lediglich ruhig, indem Sie so abpolstern, dass es nicht weiter bewegt wird.
- Bei einem Armbruch kann die bekannte Armruhigstellung mittels Dreiecktuch erfolgen (siehe Abb. 37).
- Bei gebrochenen Beinen wird selbstverständlich keine Schocklage durchgeführt.
- Notruf

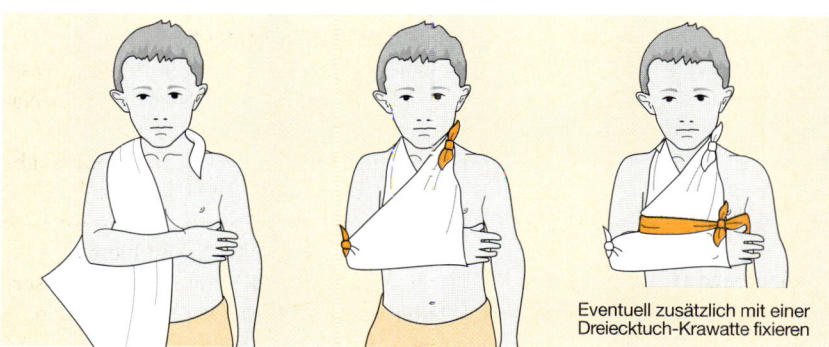

Eventuell zusätzlich mit einer Dreiecktuch-Krawatte fixieren

▶ *Abb. 37: Armruhigstellung*

Vergiftungen

Es ist bei Vergiftungen oft entscheidend, wie alt das vergiftete Kind ist.
Gifte, die einem Erwachsenen nichts
ausmachen, können ein Kind töten.
Akute Lebensgefahr kann vor allem
entstehen durch:

- Überdosierung von Medikamenten
- Genussmittel
- Drogen
- verdorbene Nahrungsmittel
- Putzmittel
- Pflanzengifte
- Chemikalien
- Gase

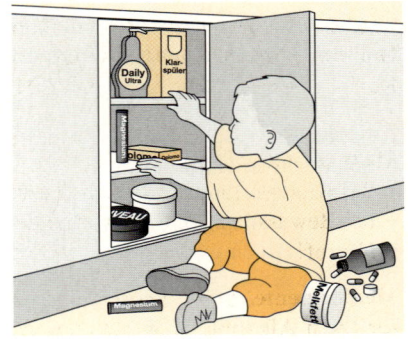

▶ *Abb. 38: Gefahr durch unsachgemäße
Aufbewahrung*

Durch unsachgemäße Aufbewahrung kommt es gerade bei Kindern immer
wieder zu Vergiftungen mit Medikamenten oder Spülmitteln, aber auch zu Ver-
ätzungen durch Haushaltsreiniger. Vergiftungen durch Blumen oder giftige Beeren sind auch keine Seltenheit. *Deshalb gelten folgende Grundsätze:* Medikamente, Kosmetika und Haushaltsreiniger für Kinder nicht erreichbar aufbewahren. Erziehen Sie Ihre Kinder dahin gehend, dass Sie nicht alles in den Mund
nehmen. Sie sollten ältere Geschwister dazu erziehen, dass sie den Vorfall sofort melden.

Im Kindesalter häufige Vergiftungen

Alkohol: Geringe Mengen von Alkohol (z. B. 2 cl Schnaps) können für Kinder
lebensbedrohlich sein. Deshalb keine halb leeren Gläser in Reichweite von Kindern stehen lassen. Kinder ahmen Erwachsene gerne nach. Auch der „kleine
Schluck" zum Probieren kann fatale Folgen haben. Die weit verbreitete Unsitte,
Kinder früh an Alkohol gewöhnen und „abhärten" zu wollen („damit ein rich-
tiger Mann aus dem Kleinen wird"), kann sowohl akut schwer bedrohlich sein,
aber auch erhebliche Langzeitfolgen hervorrufen.

Maßnahmen:
- das Kind bei Alkoholmissbrauch sofort zum Erbrechen reizen
- bei Bewusstlosigkeit mit vorhandener Atmung und Puls stabile Seitenlage
- Notruf!

Zigaretten *und sonstige Tabakprodukte·* Eine halbe gegessene Zigarette kann für Kinder schon lebensbedrohlich sein, da Unmengen an Nikotin aufgenommen werden. Zigarettenkippen enthalten zusätzlich hoch konzentriert Blausäure. Dadurch wird der Zellstoffwechsel gehemmt. Es kommt zu Brechdurchfällen, Kopfschmerzen, Sehstörungen, Erregungszuständen, Herzrhythmusstörungen, Tod.

Maßnahmen:
- das Kind deshalb sofort zum Erbrechen reizen
- bei Bewusstlosigkeit mit vorhandener Atmung und Puls stabile Seitenlage
- Notruf!

Medikamente, giftige Beeren: Lassen Sie das Kind sofort größere Mengen Wasser (kein Alkohol, keine süßen Getränke oder Milch, da dadurch die Giftaufnahme noch beschleunigt wird) in kleinen Schlucken trinken.

Maßnahmen:
- das Kind deshalb sofort zum Erbrechen reizen
- Erbrochenes und Reste des aufgenommenen Giftes (Tabletten oder Pflanzenteile) in die Klinik mitgeben.
- bei Bewusstlosigkeit mit vorhandener Atmung und Puls stabile Seitenlage
- Notruf!

In den meisten Sozialministerien der Länder erhalten Sie eine Broschüre „Vorsicht Gift". Darin sind Informationen zu den wichtigsten Giftpflanzen in Haus und Garten zusammengetragen.

Laugen, Säuren, Haushaltsreiniger: Sofort große Mengen kaltes Wasser zur Verdünnung des Giftes zu trinken geben. *Kein Erbrechen provozieren!* Ansonsten kommt es zur nochmaligen Verätzung von Mund- und Rachenraum bzw. der Speiseröhre.

Maßnahmen:
- das Kind deshalb *nicht* zum Erbrechen reizen
- Gift im Magen durch Trinken von kaltem Wasser verdünnen
- bei Bewusstlosigkeit mit vorhandener Atmung und Puls stabile Seitenlage
- Notruf!

Spülmittel *und sonstige schäumende Mittel:* Wegen der Schaumbildung *nichts zu trinken geben und nicht zum Erbrechen reizen!* Der Schaum kann während der Einatmung in die Luftröhre gelangen und massive Atemnot auslösen. Eine Entschäumung kann mit Sab Simplex®, Lefax® oder ähnlichen Medikamenten durchgeführt werden. Fragen Sie hierzu Ihren Kinderarzt. Sollte kein spezielles Entschäumungsmittel greifbar sein, kann eine Entschäumung notfalls auch mit einem Teelöffel Speiseöl erfolgen (als letztes Mittel der Wahl).

Maßnahmen:

das Kind *nicht* zum Erbrechen reizen
- Entschäumen (Mittel siehe oben)
- bei Bewusstlosigkeit mit vorhandener Atmung und Puls stabile Seitenlage
- Notruf!

Vorgehensweise bei Vergiftungen

Grundsätzlich werden bei allen Patienten die ABC-Maßnahmen angewandt. Das heißt also:
- bei Bewusstlosigkeit stabile Seitenlage
- bei Atemstillstand Beatmung
- bei Herz-Kreislauf-Stillstand Herz-Lungen-Wiederbelebung.

Da es nicht möglich ist, auf jedes Gift einzeln einzugehen, müssen wir nun die Gifte in verschiedenen Gruppen zusammenfassen.

Giftaufnahmewege:

- Magen-Darm-Trakt (Essen/Trinken)
- Atmung
- Haut (Kontaktgifte)
- Blutbahn (Injektion, Schlangenbiss, Insektenstiche)

- Mittel, die ätzen, werden mit Wasser verdünnt (größere Mengen in kleinen Schlucken).
- Mittel, die schäumen, werden entschäumt.
- Mittel, die weder ätzen noch schäumen, werden erbrochen.

Giftentfernung bei Vergiftungen über

- **Magen-Darm-Trakt:** Erbrechen lassen oder verdünnen.
- **Atmung:** Patient an die frische Luft bringen, notfalls beatmen!
- **Haut:** Kontaktgifte abwaschen, Eigenschutz beachten (Handschuhe tragen, keine Beatmung ohne Beatmungsmaske mit Filter oder Ventil).
- **Blutbahn:** Keine Entfernungsmöglichkeit für den Ersthelfer.

Es ist nicht möglich, alle Vergiftungen, bei denen erbrochen werden soll, aufzuzählen. Deshalb muss man wissen, wann nicht zum Erbrechen gereizt werden darf.

Nicht erbrochen werden darf:
- bei Bewusstlosigkeit (Erstickungsgefahr durch Anatmen von Erbrochenem)

- bei Atemnot (Erstickungsgefahr durch Anatmen von Erbrochenem)
- bei Säuren oder Laugen (nochmalige Schädigung der Speiseröhre)
- bei schäumenden Substanzen (Erstickungsgefahr durch Anatmen des Schaumes)
- bei Benzin oder Dieselkraftstoffen Petroleum etc. (Gefahr von Lungenschäden durch Anatmen der Substanzen)

Wie soll zum Erbrechen gereizt werden?
- lauwarmes Wasser in großen Mengen zu trinken geben.

Beim Notruf oder Anruf beim Arzt oder in einer Giftnotrufzentrale sind folgende Fragen sehr wichtig, um das Ausmaß der Vergiftung beurteilen zu können:

Die fünf Grundfragen bei Vergiftungen:

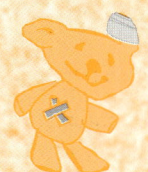

- **WER** hat sich vergiftet?
  - Alter
  - Gewicht
  - Gesundheitszustand
- **WARUM** hat er sich vergiftet?
  - irrtümliche Einnahme
  - Selbstmordabsicht
  - Sucht
- **WAS** wurde eingenommen?
  - Art des Giftes (Medikamentenname, Marke des Alkohols etc.)
- **WIE** wurde es eingenommen?
  - verschluckt
  - eingeatmet
  - über Hautkontakt
- **WANN** wurde es eingenommen?
  - nach Möglichkeit Zeitangabe der ersten aufgetretenen Symptome

Giftnotrufzentralen

Ist eine akute Gefahr in Form von Schmerzen, Krämpfen, Störungen des Bewusstseins erkennbar, rufen Sie sofort Ihre zuständige Rettungsleitstelle an. Sollte eine unklare Situation vorliegen, so können Sie auch eine Giftnotrufzentrale anrufen, um dort Informationen über die Gefährlichkeit der Vergiftung und weitere Maßnahmen zu erhalten.

Die Anschriften und Telefonnummern der Giftnotrufzentralen in Deutschland und dem benachbarten Ausland finden Sie im Anhang.

Infektionskrankheiten

Zwar geht es im Folgenden nicht mehr um akute Notfälle, doch sollte man als Eltern die wichtigsten Kinderkrankheiten kennen, um auch hier richtig reagieren zu können.

Die Auflistung ersetzt auf keinen Fall den Arzt; suchen Sie mit ihrem Kind auf jeden Fall einen Arzt auf. Probieren Sie keine Hausmittel aus und unterlassen Sie Selbstmedikationsversuche.

Hirnhautentzündung – Siehe Meningitis

Masern
- *Übertragungsweg:*
  Tröpfcheninfektion.
- *Inkubationszeit:*
  etwa 10 Tage bis zu den ersten Anzeichen. 13 bis 15 Tage bis zum Hautausschlag.
- *Krankheitsbild:*
  Frühzeichen: Fieber, Schnupfen, Bindehautentzündung, Entzündung der Luftröhre und der Bronchien, weiße Flecken an der Wangeninnenseite. Ausschlag beginnend im Gesicht und hinter den Ohren, zunächst kleinfleckig, dann großfleckig und blau-rot.
- *Immunität:*
  meist lebenslang (Neugeborene sind durch mütterliche Antikörper in den ersten sechs Lebensmonaten geschützt).
- *Isolierung:*
  Kommt in der Familie meist zu spät. Nicht in den Kindergarten oder in die Schule gehen lassen.
- *Desinfektion:*
  nicht erforderlich.
- *Schutzimpfung:*
  empfehlenswert, nahezu vollständiger Schutz.

Meningitis (Hirnhautentzündung)
Meldepflichtige Erkrankung nach dem Bundesseuchengesetz.
Verdacht, Erkrankung und Tod müssen sofort dem zuständigen Gesundheitsamt gemeldet werden!

- *Übertragungswege:*
  Tröpfcheninfektion (hauptsächlich durch gesunden Keimträger), auch durch Zeckenbiss (im Fachjargon als FSME = **F**rüh**S**ommer**M**ening**E**ncephalitis bezeichnet).

- *Inkubationszeit:*
  meist 2 bis 5 Tage.
- *Krankheitsbild:*
  hohes Fieber, Erbrechen, Kopfschmerzen, Unruhe, Nackensteifigkeit.
- *Immunität:*
  keine.
- *Isolierung:*
  erforderlich, solange wie Erreger nachgewiesen werden.
- *Desinfektion:*
  nicht erforderlich, Krankenzimmer 24 Stunden nicht betreten.
- *Schutzimpfung:*
  gegen FSME möglich, jedoch nur bei besonderer Gefährdung, zum Beispiel häufiger Aufenthalt im Wald, notwendig. Sonst Impfung nach Zeckenbiss.

Mumps (Ziegenpeter)
- *Übertragungsweg:*
  Tröpfcheninfektion, Eintritt im Nasen-/Rachenraum.
- *Inkubationszeit:*
  17 bis 21 Tage, selten 14 bis 33 Tage.
- *Krankheitsbild:*
  leichtes Fieber, Hals- und Ohrenschmerzen, schmerzhafte Schwellung der Ohrspeicheldrüse.
- *Immunität:*
  lang anhaltend, Wiederinfektion (auch bei Erwachsenen) möglich.
- *Isolierung:*
  sollte eine Woche über das Abklingen der Drüsenschwellung hinaus erfolgen.
- *Desinfektion:*
  nur der Nasen-Rachenausscheidungen, weitere Maßnahmen entbehrlich.
- *Schutzimpfung:*
  empfehlenswert, in Kombination mit Masernimpfung.

Keuchhusten
- *Übertragungsweg:*
  Tröpfcheninfektion.
- *Inkubationszeit:*
  7 bis 14 Tage.
- *Krankheitsbild:*
  Frühstadium: Schnupfen, Heiserkeit, uncharakteristischer Husten. Nach 1 bis 2 Wochen anfallartiger stakkatoartiger Husten und Herauswürgen von Schleim, Blaufärbung, Atemnot, pfeifende Einatmung, nach Anfall oft Erbrechen, Dauer der Erkrankung 6 bis 12 Wochen.

- *Immunität:*
  jahrzehntelang.
- *Isolierung:*
  4 Wochen ab Beginn der Erkrankung, 3 Wochen nach den ersten charakteristischen Hustenanfällen, Dauer der Ansteckung etwa 30 Tage, besonders groß während des Frühstadiums.
- *Desinfektion:*
  nur Ausscheidungen des Nasen-Rachenraumes. Weitere Maßnahmen entbehrlich.
- *Schutzimpfung:*
  empfehlenswert.

Kinderlähmung (Polio)

- *Übertragungsweg:*
  Tröpfchen-, häufiger Schmutz- und Schmierinfektion, wobei das Virus durch den Mund aufgenommen wird.
- *Inkubationszeit:*
  6 bis 14 Tage, in seltenen Fällen 35 Tage.
- *Krankheitsbild:*
  Initialstadium: uncharakteristische Symptome mit Fieber, Kopf- und Gliederschmerzen, Abgeschlagenheit, „Sommergrippe", Brechdurchfall (Dauer 1 bis 2 Tage), danach symptomfreies Intervall von 1 bis 9 Tagen. Dann Anzeichen wie bei der Hirnhautentzündung (Dauer 2 bis 7 Tage). Mögliches Auftreten von Lähmungserscheinungen, nach etwa 6 Monaten Spontanheilung, jedoch mit möglichen Folgeschäden der Muskulatur.
- *Immunität:*
  lebenslang gegen den Erregervirus.
- *Isolierung:*
  unbedingt erforderlich. Bei Krankheitsverdacht mindestens 2 Wochen. Dauer der Ansteckungsfähigkeit: Beginn 2 bis 3 Tage nach Virusaufnahme, kann 3 bis 5 Monate betragen!
- *Desinfektion:*
  laufende Desinfektion und Schlussdesinfektion erforderlich (beim Gesundheitsamt erkundigen).
- *Schutzimpfung:*
  unbedingt erforderlich, alle 10 Jahre Auffrischungsimpfung.

Röteln

- *Übertragungsweg:*
  Tröpfcheninfektion. Gefährlich bei der Übertragung von der Mutter auf das ungeborene Kind während der ersten drei Schwangerschaftsmonate.

- *Inkubationszeit:*
  16 bis 18 Tage, aber auch 14 bis 21 Tage möglich.
- *Krankheitsbild:*
  Lymphknotenschwellung, Ausschlag hinter den Ohren beginnend, breitet sich als kleine rote Flecken innerhalb weniger Stunden über den Rumpf und die Extremitäten aus. Rückbildung beginnend nach etwa 3 Tagen.
- *Immunität:*
  lebenslang.
- *Isolierung:*
  nicht erforderlich, jedoch nicht in den Kindergarten oder in die Schule gehen lassen, von Schwangeren fern halten.
- *Desinfektion:*
  nicht erforderlich.
- *Schutzimpfung:*
  empfehlenswert, in Kombination mit Masern und Mumps. Für Mädchen absolut notwendig, im Alter von etwa 14 Jahren nochmals nachimpfen.

Salmonellen

Meldepflichtige Erkrankung nach dem Bundesseuchengesetz.
Verdacht, Erkrankung und Tod müssen sofort dem zuständigen Gesundheitsamt gemeldet werden!

- *Übertragungsweg:*
  Kontaktinfektion durch Bakterien der Gattung Salmonella. Übertragung durch Lebensmittel oder durch bereits infizierte Personen, die als Ausscheider die Krankheitserreger verbreiten.
- *Inkubationszeit:*
  Stunden, bis höchstens 10 Tage.
- *Krankheitsbild:*
  starke Brechdurchfälle, Fieber, Austrocknen durch starken Wasserverlust.
- *Immunität:*
  keine.
- *Isolierung:*
  Die Kranken sollten isoliert werden, es besteht jedoch keine Krankenhauspflicht. Sehr empfehlenswert sind getrennte Toiletten; Desinfektion und sehr sorgfältige Hygienemaßnahmen sind äußerst wichtig. Die Salmonellenausscheider dürfen nicht mit Lebensmitteln und Trinkwasser in Berührung kommen, die von anderen verzehrt werden.
- *Desinfektion:*
  unbedingt erforderlich, wird aber vom zuständigen Gesundheitsamt genau vorgeschrieben.

- *Schutzimpfung:*
  nicht möglich. Arztbesuch dringend erforderlich!

Scharlach

Meldepflichtige Erkrankung nach dem Bundesseuchengesetz. Erkrankung und Tod müssen sofort dem zuständigen Gesundheitsamt gemeldet werden!

- *Übertragungsweg:*
  Tröpfcheninfektion, teilweise auch über eitrige Ausscheidungen (z. B. eitrige Mittelohrentzündung).
- *Inkubationszeit:*
  2 bis 7 Tage, im Mittel 3 bis 5 Tage.
- *Krankheitsbild:*
  plötzlicher Beginn mit Frieren und Schüttelfrost, Fieber, Erbrechen, Schluckbeschwerden und Kopfschmerzen. Große gerötete Mandeln, Ausschlag und typische Himbeerzunge. Ausschlag bildet sich nach 12 bis 36 Stunden aus. Kinn-Mund-Dreieck bleibt frei. Es kommt zur Schuppung. Das klassische Bild des Scharlach ist heute dank rascher antibiotischer Behandlung selten.
- *Immunität:*
  nur kurze Zeit bis fraglich.
- *Isolierung:*
  erforderlich.
- *Desinfektion:*
  laufende Desinfektion und Schlussdesinfektion erforderlich. Erkundigen Sie sich beim Gesundheitsamt.
- *Schutzimpfung:*
  nicht möglich, bei Erkrankung einer Person in der näheren Umgebung Arzt nach Immunglobulin fragen.

Wundstarrkrampf

Meldepflichtige Erkrankung nach dem Bundesseuchengesetz.
Erkrankung und Tod müssen sofort dem zuständigen Gesundheitsamt gemeldet werden!

- Übertragungsweg:
  Infektion verschmutzter Wunden, auch bei Bagatellverletzungen.
- Inkubationszeit:
  4 bis 30 Tage.
- Krankheitsbild:
  Frühzeichen: Kopfschmerzen, Rückenschmerzen, Schlafstörungen, Schweißausbrüche. Danach charakteristische Zeichen mit tonischen Krämpfen (Starre) im Bereich der Kaumuskulatur, später der Rücken-, Bauchdecken-,

Zwerchfell- und Extremitätenmuskulatur. Schließlich auf Atemhilfs- und Kehlkopfmuskulatur übergreifend. Krämpfe anfallsartig und sehr schmerzhaft.

- *Immunität:*
  das Überstehen der Krankheit hinterlässt keine Immunität.
- *Isolierung:*
  nicht erforderlich.
- *Desinfektion:*
  nicht erforderlich.
- *Schutzimpfung:*
  unbedingt erforderlich, Grundimmunisierung und danach alle 5 Jahre Auffrischimpfung.

Wind- oder Wasserpocken

- *Übertragungsweg:*
  Infektionsquelle ist nur der Kranke. Tröpfcheninfektion, aber auch durch direkten Kontakt mit Bläscheninhalt und Übertragung in Mund oder Augen.
- *Inkubationszeit:*
  11 bis 15 Tage, selten bis 4 Wochen.
- *Krankheitsbild:*
  Appetitlosigkeit, Mattigkeit, leichter Temperaturanstieg, Ausschlag beginnt am Kopf, befällt dann innerhalb weniger Tage Gesicht, behaarte Kopfhaut, Arme und Beine.
- *Immunität:*
  Lang anhaltend.
- *Isolierung:*
  kommt in der Familie meist zu spät. Nicht in den Kindergarten oder in die Schule gehen lassen.
- *Desinfektion:*
  nicht erforderlich.
- *Schutzimpfung:*
  keine.

Vorschlag für die Bestückung Ihrer Hausapotheke

Verbandstoffe
Verbandmull
Mullbinden
Verbandpäckchen
Elastische Binden
Heftpflaster
Wundschnellverbände
Brandwundenverbandpäckchen

Arzneimittel (mit Arzt oder Apotheker abstimmen)
Salbe bei Insektenstichen
Desinfektionsmittel
Arnikatinktur oder Kamillentinktur für Umschläge
Schmerztabletten
Krampflösende Zäpfchen
Kreislaufmittel
Hustenmittel
Schnupfenmittel
Halspastillen
Grippetabletten
Mittel zum Gurgeln
Präparat gegen Mundschleimhautentzündung
Mittel gegen Durchfall
Mittel gegen Verstopfung

Wenn Kinder im Haus sind zusätzlich
Mittel beim Zahnen
Mittel gegen Blähungen (u. U. auch als „Entschäumer" bei Vergiftungen geeignet; fragen Sie Ihren Haus- oder Kinderarzt)
Nasentropfen für Kinder
Salbe gegen Wundsein
Zäpfchen gegen Fieber

Instrumente
Verbandschere
Pinzette
Sicherheitsnadeln
Rettungsdecke
Dreiecküher (mindestens zwei Stück)
Augenklappe

Wattestäbchen
Mundspatel (Holz oder Plastik)
Wärmeflasche
Fieberthermometer (digital oder fürs Ohr)

Vorschlag für die Bestückung Ihrer Reiseapotheke

Verbandstoffe
Verbandmull
Mullbinden
Verbandpäckchen
Elastische Binden
Heftpflaster
Wundschnellverbände
Brandwundenverbandpäckchen

Arzneimittel (mit Arzt oder Apotheker abstimmen)
Mittel gegen Reisekrankheit
Salbe bei Insektenstichen
Salbe gegen Sonnenbrand
Mittel gegen Stechmücken
Sonnenschutzmittel für Haut und auch für die Lippen (Lichtschutzfaktor in der Apotheke erfragen)
Desinfektionsmittel
Schmerztabletten
Kreislaufmittel
Hustenmittel
Schnupfenmittel
Grippetabletten
Mittel gegen Durchfall
Mittel gegen Verstopfung

Wichtig: Individuelle Medikamente für jeden einzelnen Reisenden, die ständig benötigt werden, in ausreichender Menge mitnehmen („Pille" nicht vergessen). Im Handgepäck mitnehmen.

Wenn Säuglinge und Kinder mitreisen
Elektrolytpräparate
Mittel gegen Durchfall (als Saft oder Zäpfchen; Temperatur des Landes beachten)
Mittel gegen Erbrechen

fiebersenkende Mittel (als Saft oder Zäpfchen; Temperatur des Landes beachten)
Nasentropfen für Kinder
Ohrentropfen
schleimlösender Saft
Salbe gegen Wundsein
individuelle Medikamente (z. B. gegen Pseudokrupp, Allergien oder Asthma)

Instrumente
Verbandschere
Pinzette
Rettungsdecke
Dreieckücher (mindestens zwei Stück)
Wattestäbchen
Fieberthermometer (digital und bruchsicher verpackt)
ggf. Einwegspritzen und Kanülen (Arztbescheinigung zweckmäßig)
Sonnenbrille (nicht medizinisch erforderlich)

Vorschlag für die Bestückung Ihrer Reiseapotheke für tropische und subtropische Gebiete

Verbandstoffe
Verbandmull
Mullbinden
Verbandpäckchen
Elastische Binden
Heftpflaster
Wundschnellverbände
Brandwundenverbandpäckchen

Arzneimittel (mit Arzt oder Apotheker abstimmen)
Mittel gegen Reisekrankheit
Salbe bei Insektenstichen
Salbe gegen Sonnenbrand
Mittel gegen Stechmücken
Sonnenschutzmittel für Haut und auch für die Lippen (Lichtschutzfaktor in
der Apotheke erfragen)
Desinfektionsmittel
Schmerztabletten
Kreislaufmittel
Hustenmittel

Schnupfenmittel
Grippetabletten
Mittel gegen Durchfall
Mittel gegen Verstopfung
Mittel gegen Magenbeschwerden
Mittel zur Wasserdesinfektion
Mittel zur Malariaprophylaxe
Augentropfen gegen Bindehautentzündung
evtl. Antibiotika
evtl. Mittel gegen Pilzerkrankung

Wichtig: Individuelle Medikamente für jeden einzelnen Reisenden, die ständig benötigt werden, in ausreichender Menge mitnehmen („Pille" nicht vergessen). Im Handgepäck mitnehmen.

Wenn Säuglinge und Kinder mitreisen
Elektrolytpräparate
Mittel gegen Durchfall (als Saft oder Zäpfchen; Temperatur des Landes beachten)
Mittel gegen Erbrechen
fiebersenkende Mittel (als Saft oder Zäpfchen; Temperatur des Landes beachten)
Nasentropfen für Kinder
Ohrentropfen
schleimlösender Saft
Salbe gegen Wundsein
individuelle Medikamente (z. B. gegen Pseudokrupp, Allergien oder Asthma)

Instrumente
Verbandschere
Pinzette
Rettungsdecke
Dreiecktücher (mindestens zwei Stück)
Wattestäbchen
Fieberthermometer (digital und bruchsicher verpackt)
ggf. Einwegspritzen und Kanülen (Arztbescheinigung zweckmäßig)

andere Gerätschaften
Moskitonetz
Nähzeug
Sonnenbrille

Adressen

Giftnotrufzentralen in Deutschland

(**K** = Kinderklinik, **I** = Medizinische Klinik)

Berlin

K Landesberatungsstelle für Vergiftungserscheinungen und Embryonaltoxiko-
logie,
Spandauerdamm 130, 14059 Berlin,
Tel. 0 30/1 92 40
Fax 0 30/306 86 721

I Humboldt-Universität Rudolf-Virchow-Klinikum für Innere Medizin, Inten-
sivmedizin, Neurologie,
Station 43, Augustenburger Platz 1, 13353 Berlin,
Tel. 0 30/450 5 35 55 Zentrale: 0 30/450 5 35 65
Fax 0 30/450 5 39 09

Bonn

K Informationszentrale gegen Vergiftungen, Zentrum für Kinderheilkunde der
Rhein. Friedrich-Wilhelms-Universität Bonn,
Adenauerallee 119, 53113 Bonn,
Tel. 02 28/287-32 11
02 28/287-32 33
Fax 02 28/287-32 14

Braunschweig

I Medizinische Klinik II des Städtischen Klinikums,
Salzdahlumer Str. 90, 38126 Braunschweig,
Tel. 05 31/622 90

Bremen

I Klinikum der Freien Hansestadt Bremen, Zentralkrankenhaus St.-Jürgen-
Str., Klinikum für Innere Medizin, Intensivstation,
28205 Bremen,
Tel. 04 21/4 97 52 68

Erfurt

Gemeinsames Giftinformationszentrum der Länder Mecklenburg-Vorpom-
mern, Sachsen, Sachsen-Anhalt und Thüringen c/o Klinikum Erfurt GmbH,
Nordhäuser Str. 74, 99089 Erfurt,
Tel. 03 61/7 30 7 30
03 61/7 30 73 11
Fax 03 61/7 30 73 17

Freiburg
K   Universitäts-Kinderklinik Freiburg, Informationszentrale für Vergiftungen,
Mathildenstr. 1, 79106 Freiburg i. Br.,
Tel. 07 61/1 92 40
        07 61/2 70 43 61 (24 Stunden besetzt)
Fax 07 61/2 70 44 57

Göttingen
K   Georg-August-Universität Göttingen, Kinderklinik-Poliklinik und Notfall-
ambulanz,
Robert-Koch-Str. 40, 37075 Göttingen,
Tel. 05 51/1 92 40
        05 51/39 62 10 Leitstelle Kinderklinik
Fax 05 51/3 83 18 81

Homburg/Saar
K   Universitätskliniken Klinik für Kinder- und Jugendmedizin,
66421 Homburg/Saar,
Tel. 0 68 41/1 92 40
        0 68 41/1-60 (Zentrale)
Fax 0 68 41/16 83 14

Kiel
I   Zentralstelle zur Beratung bei Vergiftungsfällen, I. Med. Universitätsklinik,
Schittenhelmstr. 12, 24105 Kiel,
Tel. 04 31/5 97 42 68
        04 31/5 97-0 (Zentrale)

Leipzig
Toxikologischer Auskunftsdienst
Härtelstr. 16-18, 04107 Leipzig,
Tel.   03 41/31 19 16

München
I   Giftnotruf München, Toxikologische Abteilung der II. Med. Klinik rechts der
Isar der Technischen Universität München,
Ismaninger Str. 22, 81675 München,
Tel. 0 89/1 92 40
Fax 0 89/41 40 24 67

Nürnberg
I   II. Med. Klinik des Städt. Klinikums, Toxikologische Intensivstation,
Flurstr. 17, 90419 Nürnberg,
Tel. 09 11/3 98 24 5
Fax 09 11/3 98 22 05

Papenburg
K   Marienhospital, Pädiatrische Abteilung,
Hauptkanal rechts 75, 26871 Papenburg,
Tel. 0 49 61/9 31-0 Zentrale

Informations- und Behandlungszentren für Vergiftungen im europäischen Ausland

Belgien:
1060 Bruxelles, Centre National de Prévention et de Traitement des Intoxications,
Rue Joseph Stallaert, Nr. 15,
Tel. 02-64 29 29/49 29 29.
Sprachen: Französisch, Holländisch, Englisch, (Deutsch).

Dänemark:
2100 Copenhagen Ø, Centrallaboratoriet Rigshospitalet Blegdamsvej,
Tel. Denmark 01-39 66 33 N 77 91, Lokal: 30 11.
Sprachen: Dänisch, Englisch.

England:
London S. E. 14 (England), Laboratory of the Poisons Unit New Cross Hospital,
Avonley Road,
Telefon Inland-Vorwahl (01) 4077600 N 4001.,
Tel. 02-64 29 29/49 29 29.
Sprache: Englisch.

Frankreich:
Nancy 54, Clinique Toxicologique Centre Hospitalier et Universitaire, Service de Réanimation, Centre anti-Poisons,
29, avenue de Lattre de de Tassigny,
Tel. 28/52 92 10.
Sprache: Französisch.

Holland:
Utrecht, Nationaal Vergiftigingen, Informatic Centrum Rijks Instituut voor de Volksgezondheid,
Sterrenbos 1,
Tel. 0 30-78 91 11. Apparat: 12 22 und 13 75.
Sprachen: Holländisch, (Französisch, Englisch, Deutsch).

Italien:
10.126 Torino, Centro antiveleni dell'Universita di Torino
Corso Polonia, 14,
Tel. Inland-Vorwahl (0 11) 63 76 37.
Sprachen: Italienisch, Französisch, Englisch.

Norwegen:
Oslo, 3, Yrkeshygienisk Institutt, Gydas Vei, 8,
Tel. Oslo (Vorwahl: 02) 466850 N 8 88.
(Dienststunden nur an Wochentagen).
Sprachen: Norwegisch, Englisch, Deutsch.

Österreich:
1090 Wien, Universitätsklinik, Lazarettgasse 14,
Tel. Wien (02 22) 43 68 98.
Sprachen: Deutsch.

Schweden:
Stockholm, Giftinformationscentralen, Poison Control Center Karolinska Sjukhuset,
Tel. Inland-Vorwahl (08)8-340500 N 17 42.
Sprachen: Schwedisch, (Englisch).

Schweiz:
8028 Zürich, Centre Suisse d'information toxicologique, Institut Médicine Légale de L'Université de Zürich,
Zürichbergstr. 8,
Tel. Inland-Vorwahl (0 51) 32 66 66.
Sprachen: Französisch, Englisch, Deutsch, (Italienisch).

Spanien:
Madrid 4, Instituto Nacional de Toxicologia, Ministerio de Justicia,
Farmacia 9,
Tel. Inland-Vorwahl (01) 2 32 33 66-2 21 93 27.
Sprache: Spanisch.

Gesellschaft zur Erforschung des plötzlichen Säuglingstodes (GEPS)

GEPS Baden-Württemberg
Silvia Röhner,
Postfach 12 31, 73278 Schlierbach,
Tel./Fax: 0 70 21/7 16 32

GEPS Bayern
Claudia Besson,
Goerdelerstr. 32, 82008 Unterhaching,
Tel./Fax: 0 89/61 69 69.

GEPS Hessen
Hildegard Fischer,
Turmstr. 5, 65205 Wiesbaden,
Tel./Fax: 0 61 22/43 94.

GEPS Niedersachsen
Manuela Wiedemann,
Postfach 11 26, 31501 Wunstorf,
Tel./Fax: 0 50 31/91 27 27.

GEPS Nordrhein-Westfalen
Hildegard Jorch,
Stadtlohnweg 34, 48164 Münster,
Tel./Fax: 02 51/86 20 11.

GEPS Rheinland-Pfalz/Saarland
Gabriele Luy,
Nahlkammer 14, 56073 Koblenz,
Tel./Fax: 02 61/4 69 80.

Alle anderen Bundesländer: GEPS Deutschland e. V.
Elternselbsthilfeorganisation, Bundesgeschäftsstelle,
Postfach 1126, 31501 Wunstorf,
Tel./Fax: 0 50 31/91 27 27.

Deutscher Kinderschutzbund e. V. (DKSB)
Deutscher Kinderschutzbund e. V., Bundesgeschäftsstelle,
Schiffgraben 29, 30159 Hannover,
Tel. 05 11/30 48 50.

Bundesarbeitsgemeinschaft Kinder- und Jugendtelefon im DKSB,
Domagweg 8, 42109 Wuppertal,
Tel. 02 02/75 44 65.

Sachwortverzeichnis

Das umfassende Lehrbuch und Nachschlagewerk zur erweiterten Ersten Hilfe

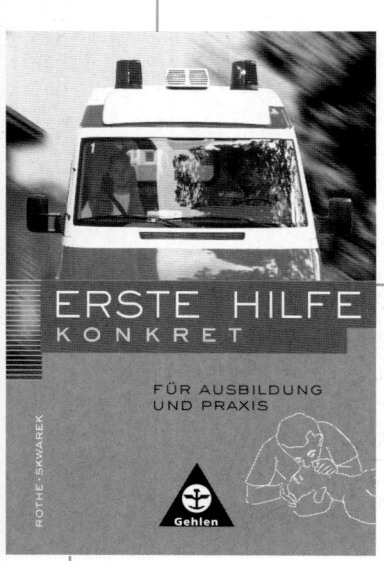

Erste Hilfe konkret
für Ausbildung und Praxis

304 Seiten, mehrfarbig,
zahlreiche Abbildungen,
Kunststoffeinband

ISBN: 3-441-92000-7

Erste Hilfe konkret bedeutet sachkundige und praxisnahe Aufarbeitung der Inhalte durch:

- Anschauliche Illustrationen der richtigen Vorgehensweisen
- Übersichtliche Gliederung der Themen
- Hinweise auf Maßnahmen, die praktisch geübt werden müssen
- Kennzeichnung von Fachbegriffen und besonders wichtigen Lehrinhalten
- Fallbeispiele aus der Praxis
- Ein ausführliches Erkrankungsverzeichnis

Erste Hilfe konkret wurde aus der Praxis heraus zusammen mit Helfern, Ausbildern, Rettungsdienstpersonal und Ärzten entwickelt.

Verlag Dr. Max Gehlen
Daimlerstraße 12
61352 Bad Homburg v. d. Höhe
Telefon: (0 61 72) 18 04 - 4
Telefax: (0 61 72) 2 30 55